Industrielle Messtechnik für Medizinprodukte und -geräte

Strategien, Automatisierung, FDA-Konformität

Zusammengestellt von

Robert Roithmeier und Michael Wieler

Aalen/Oberkochen – 2011

Eine Publikation der
Carl Zeiss Metrology Academy

Robert Roithmeier und Michael Wieler: Industrielle Messtechnik für Medizinprodukte und -geräte. Strategien, Automatisierung, FDA-Konformität. Carl Zeiss Metrology Academy, 2011

Dieses Werk ist urheberrechtlich geschützt. Jede Verwertung außerhalb der engen Grenzen des Urheberrechts ist ohne Zustimmung von Carl Zeiss IMT GmbH unzulässig und strafbar. Kein Teil dieses Werks darf in irgendeiner Form ohne ausdrückliche Genehmigung von Carl Zeiss IMT GmbH kopiert, reproduziert, übersetzt oder unter Verwendung elektronischer Hilfsmittel verarbeitet und vervielfältigt werden. Zuwiderhandlungen verpflichten zu Schadenersatz.

Änderungen in diesem Werk sind vorbehalten. Carl Zeiss IMT GmbH übernimmt keine Garantie für den Inhalt dieses Werks, einschließlich der stillschweigenden Garantie auf handelsübliche Qualität und Eignung für einen bestimmten Zweck. Carl Zeiss IMT GmbH ist in keinem Fall für im Folgenden enthaltene Fehler, zufällige Schäden oder Folgeschäden in Zusammenhang mit der Verwendung dieses Werks haftbar. Alle Produktnamen sind eingetragene Warenzeichen oder Warenzeichen der jeweiligen Eigentümer.

© 2011 Carl Zeiss IMT GmbH
Heinrich-Rieger-Straße 1
73430 Aalen

Druck und Verlag: Opferkuch GmbH, Ellwangen

ISBN 978-3-9813387-4-4

Messen ist Wissen
Georg Simon Ohm (1789-1854)

Danksagung

Dieses vorliegende Buch entstand in Zusammenarbeit vieler Kollegen der Carl Zeiss IMT GmbH. Unser Dank gilt unseren Kollegen für das Einbringen zahlreicher Ideen und wertvoller Hinweise, insbesondere Thomas Frankenfeld, Dr. Dietrich Imkamp, Udo Kirin, Darko Mihajlovic, Zeno Schmal und Wolfgang Schwarz. Uwe Kemmer danken wir für die Zurverfügungstellung einiger Bilder. Walter Blum gebührt besonderer Dank für die Gestaltung des Titelbildes, Dr. Michael Haisch und Dieter Huber fürs Korrekturlesen.

Aalen, im Januar 2011
Dr. Robert Roithmeier und Michael Wieler

Inhalt

1 Einleitung **8**
1.1 Koordinatenmesstechnik 11
1.2 Oberflächenmesstechnik 15

2 Werkstücke, Messaufgaben, Herausforderungen **18**
2.1 Präzise Bauteile mit höchsten Anforderungen an Form und Lage 19
2.2 Flexible und dünnwandige Bauteile mit hohen maßlichen Anforderungen 21
2.3 Kunststoffbauteile ganzheitlich mit Metrotomographie messen 23
2.4 Kleine Messelemente sicher optisch erfassen 26
2.5 Formtoleranzen, Oberflächenparameter und Konturen 28
2.6 Prüfung von Oberflächen auf Glanzstellen und Kratzer 30
2.7 Mikrobauteile Bauteile mit höchsten Genauigkeitsanforderungen 32
2.8 Präzise optische Messung in der Dentalmedizin mit konfokalen Mikroskopen 33
2.9 Optische Messung von Ebenen und Freiformflächen 35

3 Automatische Vollkontrolle **36**
3.1 Minimierung der Fertigungs- und Prozesseinflüsse 38
3.2 Automatisierte Beschickung 40
3.3 Bedienerkonzepte 43

4 Verlässlichkeit der Prüfergebnisse **47**

4.1	Genauigkeitsangaben von Messgeräten	47
4.2	Messsystemanalyse GR&R-Test	50

5 Rechtliche Rahmenbedingungen durch FDA und andere 55

5.1	Prüfprozesse FDA-konform entwickeln und dokumentieren	57
5.2	Prüfergebnisse automatisch elektronisch sichern nach 21 CFR Part 11	60
5.3	Umsetzung FDA 21 CFR Part 11 mithilfe des Master Control Centers	62

Anhänge 64

A	21 CFR Part11 Checkliste (auszugsweise)	64
B	Wichtige Begriffe aus der Messtechnik	68
C	Literaturquellen	72
D	Bilder und Tabellen	76
E	Bücher der Carl Zeiss Metrology Academy	78

1 Einleitung

Die Welt der Medizintechnologien ist faszinierend. Kardiologische Implantate bringen schwache Herzen wieder in Rhythmus. Die Endoprothetik bringt kranke Gelenke zum schmerzfreien Bewegen. Moderne Implantate und Geräte bringen taube Ohren zum Hören. Neue medizintechnische Verfahren und Produkte verbessern die Lebensqualität, ja sie retten und erhalten oftmals Leben[1].

Miniaturisierung und Präzision

Dieser medizinische Fortschritt geht einher mit innovativen Produktentwicklungen in der Medizintechnik, z.B. bei unterschiedlichsten Implantaten und Instrumenten. Die internationalen Entwicklungen sind u. a. gekennzeichnet durch fortschreitende Miniaturisierung und Präzision. Dadurch steigen auch die Ansprüche an die Geometrie- und Oberflächeneigenschaften der meist komplexen Formelemente weiter an. Demzufolge nimmt die Notwendigkeit hochgenauer maßlicher Prüfung zur Verifizierung dieser Eigenschaften rapide zu.

Carl Zeiss – ein optisches Unternehmen, dass seit über 160 Jahren Spitzenleistungen in der Forschung und Optik möglich gemacht hat – stellt sich erfolgreich und zuverlässig dieser Herausforderung. Selbst ein bedeutender Hersteller sowohl von Medizintechnik[2] als auch von Mess- und Prüftechnik[3] hat Carl Zeiss ein hohes Wissen im Bereich der industriellen Fertigung von Medizingeräten und -produkten.

---

[1] siehe [MEDTECH 2010].
[2] Carl Zeiss Meditec, siehe www.meditec.zeiss.de
[3] Carl Zeiss IMT, siehe www.zeiss.de/imt, Carl Zeiss MicroImaging, siehe www.zeiss.de/mikro, Carl Zeiss OIM, siehe www.zeiss.de/oim

1 Einleitung

Hierzu werden in diesem Buch messtechnische Lösungen für die Medizintechnik vorgestellt und ihr Einsatz erklärt (Kap. 2).

Nach den einschlägigen Gesetzen zur Produkthaftung, haften die Hersteller für Schäden, die ein auf den Markt gebrachtes Produkt verursacht hat. Im besonders sensiblen medizinisch-pharmazeutischen Bereich ist es dem zufolge häufig notwendig, vollumfängliche Qualitätskontrollen (100%-Serienprüfungen) zu implementieren. Lösungen hierzu werden in Kapitel 3 aufgezeigt.

Vollkontrolle

Doch wie verlässlich sind die Messergebnisse aus der Qualitätskontrolle? Um wirklich **vertrauenswürdige** Prüfergebnisse zu erhalten, müssen Messstrategie, -gerät, und -umgebung auf Unsicherheitseinflüsse hin untersucht und die Güte der Messergebnisse evaluiert werden. Auf die dafür notwendigen Vorgehensweisen wird in Kapitel 4 näher eingegangen.

Verlässlichkeit der Prüfergebnisse

Die erweiterten Vorschriften für Medizingeräte und Produkte durch die FDA[4] bzw. andere Behörden stellen hohe Ansprüche an die verwendete Messtechnik und an die elektronische Messergebnisdokumentation. Hierauf wird in Kapitel 5 ausführlich eingegangen, im Anhang folgen einfach anwendbare Checklisten zu den Vorschriften laut 21 CFR Teil 11.

FDA, GMP

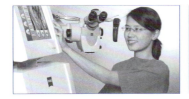
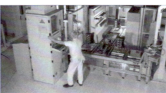

Bild 1: Messtechnik und Medizintechnik bei Carl Zeiss

---

[4] US-amerikanische Gesundheitsbehörde, „Food & Drug Administration"

Resümee Die Entwicklung in der Medizintechnologie ist in vollem Gange, der Fortschritt rasant. Hochgenaue Prüfungen von Geometrie und Oberfläche, Verschleiß und Defekten, FDA-sicheren Mess- und Dokumentationsprozesse und voll automatisierte 100%-Kontrolle leisten hier ihren Beitrag zur „medizintechnologischen Revolution des 21. Jahrhunderts" [Zitat aus MEDTECH 2010].

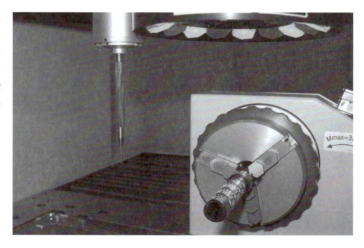

Bild 2: Insulin-Pen auf Multisensorkoordinatenmessgerät O-Inspect mit Drehtisch

1 Einleitung

1.1 Koordinatenmesstechnik

Der überwiegende Teil der qualitätsrelevanten geometrischen Produktmerkmale lässt sich mit Hilfe der Koordinatenmesstechnik prüfen. In der Koordinatenmesstechnik werden zur Messung die Koordinaten einzelner Punkte auf der Oberfläche eines Werkstücks mit Hilfe eines Messsystems bestimmt. Dieser Vorgang wird als Koordinatenmessung bezeichnet. Das Ergebnis einer Koordinatenmessung ist eine „Punktwolke", die die Istgestalt des Werkstücks beschreibt. Aus diesen Punkten werden die Istwerte der Merkmale des Produktes bestimmt. Während der anschließenden Auswertung werden sie zu geometrischen Informationen verknüpft („zugeordnete Geometrie"), siehe Bild 3.

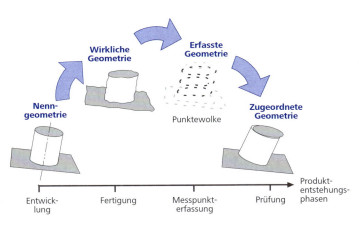

Bild 3: Prinzip der Koordinatenmesstechnik

Nahezu alle Werkstücke, auch solche mit komplexen geometrischen Eigenschaften, können mit Hilfe der Koordinatenmesstechnik mit hoher Präzision geprüft werden. Bei den durch den Einsatz moderner Fertigungstechnologien immer komplexer sind Koordinatenmessgeräte oft die einzige Möglichkeit, die Gestalt dieser Werkstücke mit der erforderlichen Genauigkeit zu prüfen. Der immer noch zunehmende Einsatz der Koordinatenmesstechnik begründet sich durch zahlreiche Vorzüge:

- Hohe Universalität und Flexibilität
- Hoher Automatisierungsgrad
- Hohe Präzision
- Integration in die Fertigungsumgebung
- Anschluss an das Meternormal
- Online-Dokumentation von Prüfergebnissen
- Kopplung mit SPC[5] und CAQ[6]
- Schließen von fertigungsnahen Qualitätsregelkreisen

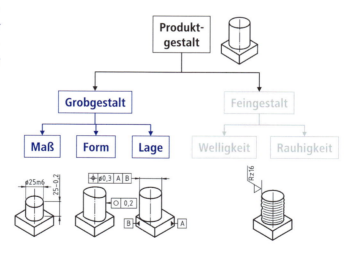

Bild 4: Messaufgaben für Koordinatenmessgeräte

---

[5] Statistische Prozesslenkung (Statistical Process Control)
[6] Rechnergestütztes Qualitätsmanagement (Computer Aided Quality)

1 Einleitung

Koordinatenmessgeräte gibt es in verschiedenen Bauarten und Ausführungen für unterschiedlichste Anwendungen (Bild 5).

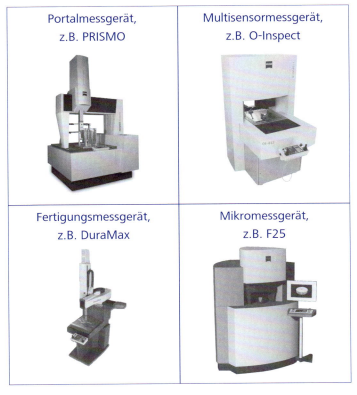

Bild 5:
Bauformen von
Koordinaten-
messgeräten
(Beispiele)

Auch andere Verfahren der Koordinatenmesstechnik, wie beispielsweise die Computertomographie (Bild 6), basieren auf diesem Prinzip. Die Tomographie ist eine Durchstrahlungstechnik mit Röntgenstrahlen. Bei der Durchstrahlung entsteht ein Graustufenmuster auf dem Detektor der Tomographieanlage, dessen Grauwerte weitgehend von Geometrie (Materialstärke) sowie Dichte und Absorptionseigenschaften des

Messobjekts abhängig sind. In der Metrotomographie [7] wird der zu untersuchende Gegenstand aus mehreren Richtungen durchstrahlt. Durch die Überlagerung der dabei erzeugten „projizierten" Durchstrahlungsmuster lässt sich der Untersuchungsgegenstand rekonstruieren. Aus dieser Rekonstruktion wird ein Modell der Produktoberfläche erzeugt, das sich zur Bestimmung geometrischer Produktmerkmale nutzen lässt [IMKAMP 2006].

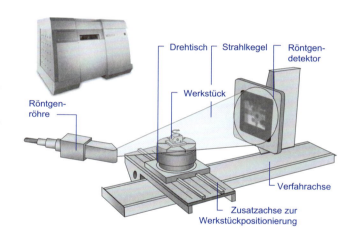

Bild 6: Metrotomographie: Computertomographie zur Koordinatenmessung

---

[7] Bei Carl Zeiss wird die Kombination von Messtechnik (Metrologie) und Computertomographie als Metrotomographie bezeichnet.

1 Einleitung

1.2 Oberflächenmesstechnik

Jedoch spielen bei vielen medizintechnischen Messaufgaben auch die Eigenschaften der Produktoberfläche eine sehr wichtige Rolle. Das wird besonders deutlich, wenn direkter Kontakt zweier Bauteile oder z. B. eines Implantats mit dem Körper gegeben ist. Die Oberflächeneigenschaften werden zur Abgrenzung von Form-, Lage- und Maßeigenschaften als **Welligkeit** und **Rauheit** bezeichnet [DIN 4760]. Tabelle 1 liefert hierzu einen Überblick.

Abweichungsart	Skizze	Beispiele
Maßabweichung		Falsches Größenmaß, Winkelabweichung
Lageabweichung		Orts-, Richtungs-, Laufabweichung
Formabweichung (1. Ordnung)		Geradheits-, Ebenheits-, Rundheitsabweichung
Welligkeit[8] (2. Ordnung)		Wellen, Rattermarken, etc.
Rauheit[9] (3.-6. Ordnung)		Rillen, Riefen, Schuppen, Kuppen, Risse, etc.

Tabelle 1: Abweichungsarten nach DIN 4760

---

[8] Welligkeit: Überwiegend periodisch auftretende Abweichungen der Istoberfläche eines Formelements, bei denen das Verhältnis der Wellenabstände zur Wellentiefe im allgemeinen zwischen 1000 : 1 und 100 : 1 liegt [VDI/VDE 2601].

[9] Rauheit: Regelmäßige oder unregelmäßig wiederkehrende Abweichungen der Istoberfläche eines Formelements, bei denen das Verhältnis der Abstände zur Tiefe im Allgemeinen zwischen 150 : 1 und 5 : 1 liegt. Unterhalb des Verhältnisses 5 : 1 spricht man von Rissen [VDI/VDE 2601].

Bei der Oberflächenmessung wird ein Höhenprofil über einer Linie oder eine Fläche aufgenommen und bildet die Basis der Kennwertberechnung[10]. Zur Bestimmung von Oberflächenkenngrößen wird der Profilschnitt vorzugsweise quer zur Richtung der Bearbeitungsriefen gelegt [IMKAMP 2010].

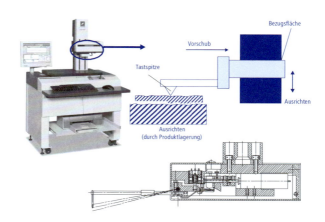

Bild 7: Profilmessung mithilfe eines taktilen Tastschnittsensors

Bei der Verwendung eines Tastschnittsensors (siehe Bild 7) wird die Oberfläche mit einer kegelförmigen Tastspitze abgetastet. Zur Unterscheidung von Rauheit und Welligkeit und zur Unterdrückung von Störeinflüssen wird das erfasste Profil mittels eines Hochpassfilters gefiltert. Auf diese Weise erhält man ein W-Profil und ein R-Profil.

Das R-Profil wird dann als Basis genommen, um Rauheitskenn-

---

[10] Auch wenn die Verbreitung der flächenbezogenen Messung, die auch als Topographiemessung bezeichnet wird, zunimmt, werden in der Messtechnik vorwiegend zweidimensionale Höhenprofile/Profilschnitte aufgenommen. Daher beschränkt sich diese Darstellung auf Kenngrößen, die aus zweidimensionalen Höhenprofilen gewonnen werden. Informationen zu Kenngrößen für Topographiemessungen finden sich z. B. bei [BLATEYRON 2007].

Das R-Profil wird dann als Basis genommen, um Rauheitskenngrößen wie z. B. den Mittenrauwert R_a, die maximale Rautiefe R_{max} oder die gemittelte Rautiefe R_z zu prüfen[11].

> *Im Seminarangebot der Carl Zeiss Metrology Academy finden Sie die **AUKOM-Kurse** der Stufen 1, 2 und 3. Diese Kurse beinhalten die **Grundlagen der Koordinatenmesstechnik**. Weiterhin finden Sie spezielle Kurse zur **Tolerierung und Messung von Oberflächenrauheit**.*
>
> *Nähere Informationen unter www.imt.zeiss.de im Internet.*

Qualifizierungstipp

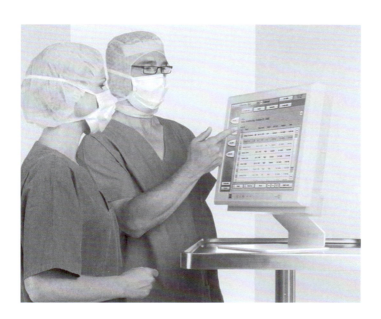

---

[11] Genaueres zur Hochpassfilterung und den Rauheitskenngrößen findet sich z. B. in [Roithmeier 2007, Kapitel 4.2.2].

2 Werkstücke, Messaufgaben, Herausforderungen

Die Messaufgabe bestimmt den Sensor

Medizintechnische Bauteile sind sehr verschieden. Von kleinen Kunststoffbauteilen in Infusionspumpen bis hin zu Implantaten aus Keramik und Titan. Für medizintechnische Applikationen muss die Qualitätssicherung im Interesse der Patienten sicherstellen, dass eine dauerhafte stabile und einwandfreie Funktion gewährleistet ist.

Eine effiziente Fertigung erfordert zudem die zuverlässige Qualifizierung der qualitätsbestimmenden geometrischen Produktmerkmale. So verschieden diese zu messenden Merkmale sind, so verschieden sind auch die bestgeeignetsten Messgeräte und Sensoren. Dieses Kapitel soll an Beispielen auf wichtige Anforderungen und ihre messtechnischen Lösungen eingehen.

Bild 8: Auswahl verschiedener Messgeräte von Carl Zeiss

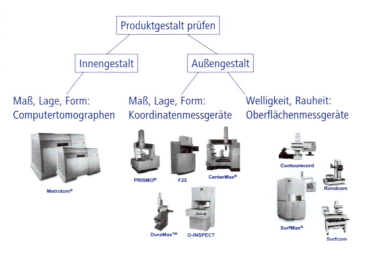

2 Werkstücke, Messaufgaben, Herausforderungen 19

2.1 Präzise Bauteile mit höchsten Anforderungen an Form und Lage

Präzise Bauteile mit hohen maßlichen Anforderungen an Formtoleranzen wie Rundheiten und Ebenheiten werden oft mit Verfahren wir HSS-Fräsen, Schleifen und Erodieren hergestellt. Wellen müssen in Bohrungen mit definierten Luftspalten passen, um hohe Dauerhaltbarkeit und präzise Funktion zu gewährleisten. Die genaue Lage von Bohrungen und Zapfen zu funktional damit zusammenhängenden Bohrungen und anderen Messelementen muss gewährleistet sein. Werkzeuge für komplexe Kunststoffspritzgussteile sind zunehmend mit wenigen Mikrometern toleriert.

Mit aktiv scannenden taktilen Sensoren[12] können solche maßlichen Anforderungen sicher gemessen werden. Beim aktiven Scanning wird die Messkraft kontinuierlich geregelt und konstant gehalten. Komplexe und auch sehr filigrane Tastergeometrien können realisiert werden um effektiv und schnell alle Messelemente zu erreichen und mit hoher Genauigkeit zu messen.

Aktiv scannende taktile Sensoren

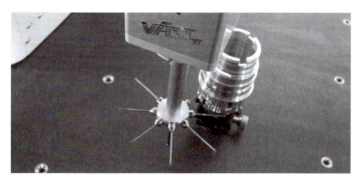

Bild 9: Aktiv scannender Sensor

---
[12] z. B. VAST-Sensoren

Fester Sensor oder Drehschwenkgelenk — Feste taktile aktiv scannende Sensoren erreichen hohe Messgeschwindigkeiten. Trotzdem gibt es eine Vielzahl von Bauteilen, z. B. im Kunststoffspritzguss, welche den Einsatz von Drehschwenkgelenken erfordern. Vorteile von Messungen mit Drehschwenkgelenken sind wenige einfache Taststiftkonfigurationen und CNC-fähiges Einschwenken auf den Messort. Diese Drehschwenkgelenke können auch Schnittstelle zu Kamera und Lasersensoren sein. Trotz dieser Eigenschaften hat der Einsatz von Drehschwenkgelenken auch Grenzen. Sind Messelemente mit sehr kleinen Lagetoleranzen toleriert und zwischen der Messung der zueinander tolerierten Elemente ist ein Schwenk notwendig, schlägt sich die Reproduzierbarkeit des Drehschwenkgelenks voll im Messergebnis nieder.

Typische Anwendungen — Insbesondere Werkzeuge für Kunststoffspritzgussbauteile, erodierte, gefräste, gedrehte oder hartgedrehte Bauteile sowie geschliffene Bauteile lassen sich mit taktilen, aktiv scannenden Sensoren aufgabengerecht messtechnisch erfassen.

2.2 Flexible und dünnwandige Bauteile mit hohen maßlichen Anforderungen

Im Kunststoffspritzgussverfahren können komplexe Formen und Bauteilgeometrien wirtschaftlich in immer höheren Genauigkeiten hergestellt werden. Messelemente mit zahlreichen Winkeln im Raum müssen taktil und optisch gemessen werden können. An Drehschwenkgelenken können hierfür passiv scannende taktile Sensoren sowie optische Sensoren CNC-fähig abwechselnd eingesetzt werden. Dank geringster Messkräfte können auch flexible Werkstücke sicher gemessen werden, ohne das Bauteil zur verbiegen.

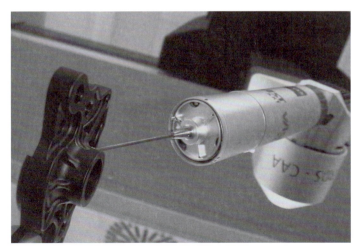

Bild 10: Messen mit geringen Antastkräften mit passiv scannendem Sensor XXT

Messtechnische Applikationen für optisch-taktile Sensorkombinationen sind z. B. Kunststoffspritzgussbauteile sowie Stanz-, Biege- und Umformteile, umspritzte Metallteile, Sensorgehäuse und Steckverbinder aller Art.

Typische Anwendungen

Kombination taktiler Sensoren mit optischen Sensoren

Trotz kleinster möglicher Taster und geringer Messkräfte kann es trotzdem effizienter sein, manche Messelemente – gerade bei verwinkelten Kunststoffspitzgussteilen – optisch zu erfassen. Eine schwenkbare Optik gewährleistet optimale Arbeitswinkelstellungen. Größter Vorteil dieser Vorgehensweise ist, dass das Bauteil ohne Umspannen und Neuausrichtung fertig gemessen werden kann – das ist zeiteffizient und vermeidet Ungenauigkeiten.

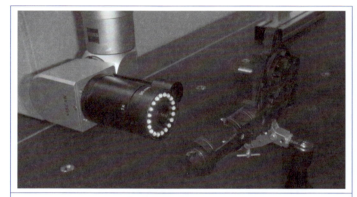

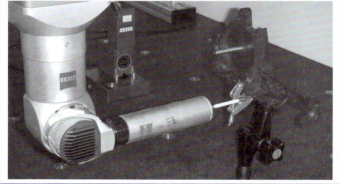

Bild 11: Die Messen von der Seite mit optischem ViScan Sensor (oben) bzw. taktilem VAST Sensor (unten)

2.3 Kunststoffbauteile ganzheitlich mit Metrotomographie messen

Industriell gefertigte medizintechnische Bauteile per Metrotomographie zu scannen, um einen Blick ins Innere zu erhalten, erweitert die Möglichkeiten der Fertigungsüberwachung deutlich. Die Ermittlung der zugehörigen tomographietypischen Messunsicherheit, das Verfahren als auch die Prüfkörper sind hierfür in der Richtlinie [VDI 2630] beschrieben.

Praxisbeispiel

Ermittlung von Wergzeugkorrekturdaten

Metrotomographen ermöglichen eine Revolution in der Werkzeugkorrektur: Das gespritzte Kunststoffbauteil wird im Tomographen gescannt. Dieser Vorgang dauert zwischen 5 und 45 min. Die 3D-Punktewolke wird mit den 3D-CAD-Solldaten automatisiert in Überlagerung gebracht; Abweichungen zum Soll werden in einem Falschfarbenbild, dem sogenannten Soll-Ist-Vergleich, zeitnah dargestellt. Diese grafische einfache Bild gibt einen guten Überblick über die maßliche Situation des Bauteils.

In einem weiteren Schritt lassen sich an definierten Stellen im Bauteil per Mausklick Schnitte erzeugen. Diese Ist-Daten lassen sich gespiegelt am Soll, mit Offset versehen für Schwund, als Werkzeugkorrekturdaten zurück zur Konstruktion oder zur Flächenrückführung (Reverse Engineering) weiterverarbeiten.

Als Folge reduziert sich die Gesamtentwicklungszeit, Werkzeuge sind früher abgenommen, kostspielige Korrekturschlaufen können reduziert und Bauteil schneller vermarktet werden.

Typische Anwendungen

Im Folgenden sollen nur einige der wichtigsten Anwendungsfelder der Metrotomografie aufgezählt werden:

- Berührungslose Vermessung (innen/außen) von Bauteilen
- Flächenrückführung (Reverse Engineering)
- Automatische Wandstärkenanalyse
- Automatische Defektkontrolle (Lunker / Einschlüsse)
- Unterstützung von Füll- und Verzugssimulationen, Mold-Flow-Analysen
- Verzahnungsmessung
- Ermittlung von Werkzeugkorrekturdaten für schnelle Korrekturen und Reduzierung der Korrekturschleifen
- Montagekontrolle im zusammengebauten Zustand
- Erstellung von farblichen Soll-Ist-Vergleichen
- Ist-Ist-Vergleiche oder Requalifikation – z. B. Bauteil Kalenderwoche 1 zu Bauteil Kalenderwoche 2
- Schnelle Erstbemusterung

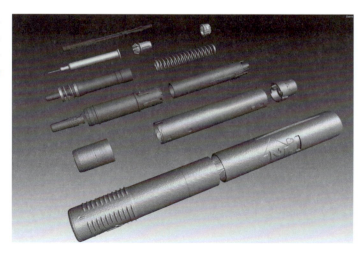

Bild 12: Tomographische Messung von Insulin-Pens

Messung von Funktionsfilmstärken von Tabletten

Praxisbeispiel

Die Beurteilung von Funktionsschichten in Tabletten erfolgt von Pharmaunternehmen hauptsächlich durch Gewichtszunahme. Diese Methode ist relativ ungenau. Durch zu lange Beschichtungszeiten entstehen hohe Produktionskosten und nicht immer nachvollziehbare Prozessabweichungen. Zur Optimierung der Beschichtungsprozesse müssen die Schichtdicken jedoch mikrometergenau bekannt sein.

Mithilfe der Metrotomografie lassen sich wirtschaftlich Auflösungen zwischen ca. 5μm und 7μm erreichen. Die Methodik ist aus der Qualitätssicherung von Kunststoff- und Leichtmetallbauteilen eingeführt. Durch diese zerstörungsfreie Analyse können sowohl Wandstärkenanalysen durchgeführt werden als auch z. B. die osmotischen Funktionsschichten bei Tabletten gemessen werden.

Weiterhin lassen sich komplette Erstbemusterungen von Verpackungen erstellen und Verpackungsmaterialien unterschiedlicher Zulieferer vergleichen. Die ermittelten Messwerte sind aussagefähig für die behördliche Zulassung/Prüfung![13]

---

[13] Details sowie Bildquelle siehe [LÄPPLE 2010]

2.4 Kleine Messelemente sicher optisch erfassen

Die Vorteile der bildverarbeitenden optischen Messtechnik liegen auf der Hand – Bauteile, auch sehr kleine Teile, können schnell erfasst werden. Wichtig für die bildverarbeitende Messung ist eine flexible Beleuchtung zur Erzeugung von guten Kanten und Kontrasten, hierfür bieten optische Messgeräte wie z. B. die O-Inspect (siehe Bild 13) verschiedene Beleuchtungsarten wie z. B. Durchlicht, Miniring- oder Koax-Auflicht.

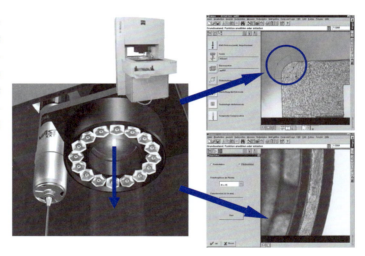

Bild 13: Messfunktionen eines bildverarbeitenden optischen Messgerätes (Beispiel O-INSPECT)

Multisensormessgeräte Optische Messgeräte werden durch die Ergänzung mit taktilen scannenden Sensoren zu Multisensormessgeräten. Bei schlecht erkennbaren Kanten – und die optische Messtechnik „lebt" von guten Kannten – oder Funktionsmaßen von echten 3D-Bauteilen muss auf die Präzision von taktil gescannten Messelementen zugegriffen werden können.

Manche Messelemente lassen sich optisch von oben auch gar nicht erfassen, z. B. seitliche Bohrungen oder senkrechte Flächen.

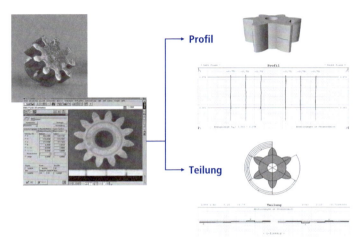

Bild 14: Anwendungsbeispiel: Optische Messung der Profilform eines Zahnrades für Dentalinstrumente

Typische Anwendungsfelder von Multisensorgeräten (insbesondere der O-Inspect-Familie) sind z. B. Präzisionskunststoffspritzgussteile, Präzisionsdreh-, -fräs- und -erodierbauteile, Leiterplatten, Blechumformteile, MIM-Bauteile[14].

Typische Anwendungen

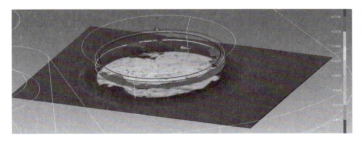

Bild 15: Verschmelzung von realer Kamerasicht, CAD-Solldaten und Messwerten

---

[14] MIM = Metalinjectionmolding, englisch für Metallpulverspritzgießen

2.5 Formtoleranzen, Oberflächenparameter und Konturen

Ultrapräzise Formtoleranzen

Trotz vermehrter Formmessung auf klassischen Koordinatenmessgeräten mit aktiv messenden Sensoren sind Formtoleranzen unter ca. 5µm am günstigsten auf Formmessgeräten zu erfassen. Formtoleranzen wie Rundheit und Geradheit von einem Mikrometer und kleiner sind z. B. mit Rondcom-Formmessgeräten noch sicher messbar.

Bild 16: Formplott mit überhöhter Abweichungsdarstellung

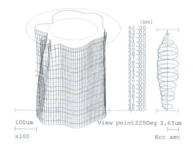
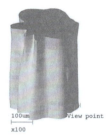

Oberflächenparameter und Konturen

Rauheiten und Welligkeiten können am besten mit Tastschnittverfahren messtechnisch ermittelt werden. Wenn jedoch die Oberfläche durch Berührung mit einer Tastspitze beschädigt werden kann oder weiche Oberflächen so verformt werden, dass das Messergebnis wesentlich beeinflusst wird, können auch optische Messverfahren zur Ermittlung der Oberflächenkenngrößen verwendet werden. Es ist jedoch darauf zu achten, dass das Reflexionsverhalten der Oberfläche das Messergebnis verfälschen kann.

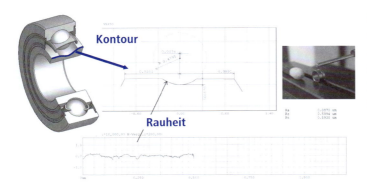

Bild 17: Messung von Konturmaßen und Rauheit an der Laufbahn eines Mikrolagers

Oberflächenparameter und Konturen in einem Vorgang messen — *Anwendungstipp*

Bei modernen Kombinationsgeräten wie zum Beispiel den Zeiss Surfcom-Geräten können Oberflächenparameter und Konturmessungen in einem Messvorgang durchgeführt werden. Dieses Vorgehen birgt enorme Zeiteinsparpotentiale und sichert somit eine hohe Produktivität.

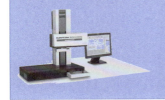

2.6 Prüfung von Oberflächen auf Glanzstellen und Kratzer

Beitrag Antonio Ballester, Carl Zeiss OIM

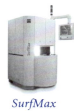

SurfMax

Neben den maßlichen Eigenschaften ist die Oberflächenqualität durch einzuhaltende Helligkeitsunterschiede, Vermeidung von Glanzstellen oder zu matten Stellen und Vermeidung von Kratzern bzw. Fehlern gekennzeichnet. Diese Prüfung wird meist als manuelle Sichtprüfung durchgeführt. Sowohl ein einheitlicher Standard als auch eine vollständige Dokumentation können bei einem manuellen Verfahren jedoch nur mit hohem Aufwand erreicht werden.

Eine objektive und verlässliche Prüfung bietet nur eine vollautomatische Lösung zur Oberflächenprüfung in der Fertigungslinie. Mithilfe des Oberflächeninspektionsgerätes SurfMax kann – ähnlich wie der Mensch es machen würde – aus den Reflexen auf der Oberfläche geschlossen werden, ob diese fehlerfrei ist oder Kratzer und Vertiefungen aufweist. Das funktioniert bei flachen und bei gekrümmten Oberflächen, von glänzend bis matt.

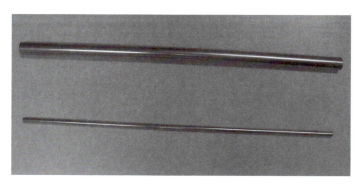

Bild 18: Oberflächeninspektion von Endoskpen

Basierend auf dem Verfahren der phasenmessenden Deflektometrie werden mehrere Bilder für die anschließende Verarbeitung generiert. Mit den gewonnenen Bildern werden mehrere Informationskanäle für die Bildverarbeitung und Auswertung generiert, was zu einer hohen Stabilität und guten Erkennungsleistung führt. Zum Einfahren („Trainieren") des Systems werden Gut-Teile als Referenzmuster verwendet.

Im Gegensatz zur Modellierung von Defekten bietet dieser Ansatz den Vorteil, dass zuverlässig Auffälligkeiten als Abweichung von der Gut-Referenz erkannt werden und ein stabiler Mainstream mit sicher guten Teilen schon nach kurzer Einfahrzeit erreicht wird. Durch diese Auswertungsstrategie verkürzt sich die Lernphase, und das Risiko von Schlupf wird auf eine vernachlässigbare Größe minimiert.

2.7 Mikrobauteile Bauteile mit höchsten Genauigkeitsanforderungen

Zentrale Elemente für medizintechnische Geräte sind vermehrt Mikrobauteile. In hochpräzisen Fertigungen werden wenige Millimeter große Bauteile mit Messelementen von einigen Zehntel Millimetern und Toleranzen von 1µm und kleiner mit Fertigungsverfahren wie Mikrofräsen, Mikrobohren und -spritzgießen sowie Mikroerodieren hergestellt. Für medizintechnische Applikationen muss die Qualitätssicherung sicherstellen, dass eine dauerhafte stabile und einwandfreie Funktion gewährleistet ist. Eine effiziente Fertigung erfordert zudem die zuverlässige Qualifizierung der qualitätsbestimmenden geometrischen Produktmerkmale.

Mikro-Messzentren

Die Mikro-Messgeräte F25 und F40 sind mit taktilen Sensoren ausgestattet, die durch kleinste Messkräfte von weniger als 1mN/µm weder die filigranen Bauteile verschieben noch deformieren. Die Mikromessgeräte sind außerdem zusätzlich mit optischen Sensoren aus der Mikroskopie ausgestattet – somit ist echter Multisensorbetrieb gewährleistet. Die Genauigkeiten liegen im Bereich von unter 250 Nanometer (0,25µm).

Bild 19: Messgerät F25 für mikrosystemtechnisch hergestellte Bauteile

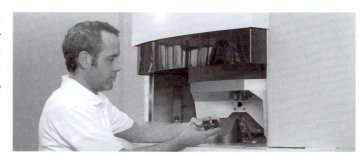

2.8 Präzise optische Messung in der Dentalmedizin mit konfokalen Mikroskopen

Beitrag von Dr. Franz Reischer, Carl Zeiss MicroImaging

Dentalimplantate aus Titan sind heute aufgrund ihrer Vorteile hinsichtlich Festigkeit und Elastizität für Zahnmediziner und Patienten erste Wahl. Durch den Einsatz der Sandstrahltechnik sowie einem anschließenden Ätzprozess kann eine sichere Verbundosteogenese – der dauerhafte Verbund von Knochen und Implantat verbunden mit kurzer Einheilzeit und zuverlässiger Verknöcherung erzielt werden.

Axio CSM 700

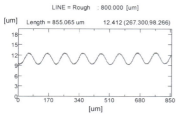
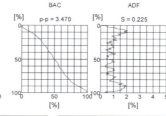

Bild 20: Ergebnisse einer 2D-Rauheitsanalyse einer Zahnimplantatsoberfläche

Surface roughness		
Ra =	1.000	um
Rp =	1.780	um
Rv =	1.689	um
Rz =	3.470	um
Rc =	3.257	um
Rt =	3.470	um
Rq =	1.110	um
Rsk =	0.099	
Rku =	1.509	
RSm =	100.282	um

Load length ratio		
Rmr 0% =	0.000	%
Rmr 10% =	13.611	%
Rmr 20% =	26.742	%
Rmr 30% =	35.220	%
Rmr 40% =	42.690	%
Rmr 50% =	49.496	%
Rmr 60% =	56.806	%
Rmr 70% =	64.207	%
Rmr 80% =	72.800	%
Rmr 90% =	85.999	%
Rmr100% =	99.977	%

Cutting level difference		
Rdc(0%) =	0.000	um
Rdc(0- 10%) =	0.288	um
Rdc(0- 20%) =	0.486	um
Rdc(0- 30%) =	0.801	um
Rdc(0- 40%) =	1.246	um
Rdc(0- 50%) =	1.752	um
Rdc(0- 60%) =	2.245	um
Rdc(0- 70%) =	2.672	um
Rdc(0- 80%) =	3.005	um
Rdc(0- 90%) =	3.199	um
Rdc(0-100%) =	3.470	um

Das konfokale Mikroskop Axio CSM 700 unterstützt die Titanimplantatfertigung durch umfangreiche Analysemöglichkeiten und flexible Vergrößerungen. Höhenmessungen können mit einer Wiederholpräzision von 0,02 μm durchgeführt werden.

Visualisierungen erlauben eine rasche quantitative Einschätzung von Reibungs- und Verschleißverhalten innovativer Oberflächen. Darüber hinaus können beispielsweise Stents und Blutsensoren gemessen werden. Zahlreiche geometrische Messwerte und funktionale Kenngrößen wie z. B. Traganteilsparameter, Flächen- und Volumenanteile stellen die aussagekräftige Charakterisierung der Oberflächenstruktur sicher.

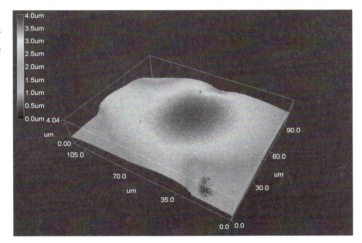

Bild 21: 3D-Topografie der Zahnoberfläche

Rauheits- und Flächenanalyse Neben der normgerechten Berechnung von Rauheitsparametern nach können auch Flächenanalysen zur Bestimmung der 3D-Eigenschaften wie beispielsweise Volumina von Schmiertaschen vorgenommen werden. Materialanteilskurve (Bearing Area Curve, BAC) und Höhendichtefunktion können zugleich analysiert werden.

2.9 Optische Messung von Ebenen und Freiformflächen

Vorteil der optischen Messung von Ebenen und Freiformflächen ist, dass sie die Werkstückoberfläche nicht berühren und somit sehr empfindliche oder weiche Oberflächen nicht verbiegen oder beschädigen. Ein weiterer Vorteil ist die schnelle Aufnahme von sehr hohen Punktemengen. Vorwiegend werden optische Sensoren eingesetzt, die auf dem Prinzip der Triangulation beruhen.

Praxisbeispiel

Bildplatten für die Radiologie
Die Agfa-Gevaert HealthCare GmbH stellt IT- und Imaging-Systeme für Gesundheitseinrichtungen her. Mit Messtechnik von Carl Zeiss konnte die Messzeit zur Qualitätssicherung von Bildplatten für die Radiologie auf weniger als 10% reduziert werden. Um Frakturen und Karzinome auf dem Röntgenbild gut zu sehen, muss die Bildplatte komplett plan sein. Die Prüfung der Planheit zwischen verschiedenen Produktionsschritten übernimmt der Lasertriangulationssensor LineScan. Die hohe Messproduktivität ermöglicht die erforderliche 100%-Messung der mehr als 30.000 Bildplatten pro Jahr auf nur einem Gerät. Die Ergebnisse der Messung werden 100- bis 1000-fach vergrößert mit farblichen Zylindern dargestellt. Die Agfa-Mitarbeiter können diese prozessbegleitend interpretieren und dementsprechend den Prozess steuern.[15]

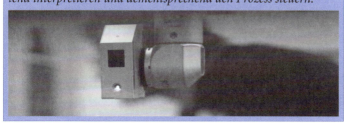

---

[15] Vgl. DeviceMed, November 2010, S96-98

3 Automatische Vollkontrolle

Typisch für die Medizintechnik ist der oft zitierte „leidenschaftliche Kontrollzwang" – es ist ja fast immer Gesundheit oder gar Leben von Patienten betroffen. Dies führt in vielen Fällen zur Notwendigkeit einer nicht nur stichprobenartigen, sondern vollständigen Qualitätskontrolle der produzierten Teile, seinen es nun Implantate, Medizingeräte Arzneiverpackungen oder anderes.

Dies wiederum führt meistens aus Kosten- und Zeitdruck – und zur Vermeidung von Bedienereinflüssen – zur Automatisierung des Prüfprozesses.

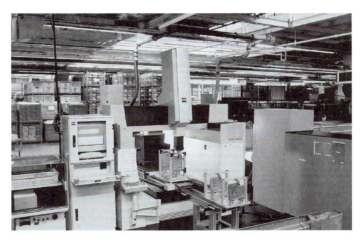

Bild 22: Beschickungssystem mit CenterMax

Automatisierung in der industriellen Messtechnik bedeutet neben der automatischen Steuerung von Messgeräten und dem Transport der produzierten Teile vor allem die datentechnische Weiterverarbeitung der Messwerte. Hierzu muss das Messgerät bzw. die Messsoftware über geeignete elektronische Schnittstellen verfügen, d. h. rein mechanische Messgeräte sind für die Integration in automatisierte Messeinrichtungen ungeeignet [PFEIFFER 2001]. Die Integration der Mess- und Prüftechnik in den Materialfluss von Fertigungseinrichtungen ist insbesondere dann erforderlich, wenn zahlreiche Teile mit mehreren Prüfmerkmalen unter engen Zeitvorgaben zu messen sind.

Um jedoch einen Messprozess voll automatisiert betreiben zu können, muss folgendes in die Planung miteinbezogen werden:

- Das Messgerät muss möglichst stabil gegenüber der rauen Fertigungsumgebung sein, so dass es auch in dieser zuverlässig misst.
- Ein Beschickungssystem für den automatischen Teiletransport wird benötigt.
- Aufspann- bzw. Fixiersysteme für reproduzierbare Messungen sind erforderlich.
- Sowohl eine Eingabesoftware zum Steuern der Automatik als auch eine Ausgabesoftware zur Kontrolle der Messergebnisse und der Gerätezustände müssen eingesetzt werden.
- Sicherheits- und Monitoringkonzepte müssen implementiert werden[16].

Im Folgenden wird auf die einzelnen Aspekte genauer eingegangen.

---

[16] Ergänzende Informationen finden sich u. a. in [SCHWARZ 2004]

3.1 Minimierung der Fertigungs- und Prozesseinflüsse

In der Fertigung herrschen Temperaturbereiche von 15° bis über 30° Celsius vor, die Umgebungseinflüsse umfassen nicht nur Schmutz, Öl und Staub, sondern auch Schwingungen, (Wärme-)Strahlung und vieles mehr[17]. Diese Einflüsse müssen so weit wie möglich abgefangen werden, d. h. sie dürfen sich (fast) nicht auf die Messung auswirken.

Hier helfen zum einen spezielle, fertigungstaugliche Messgeräte mit Schwingungsdämpfung, Temperaturkompensation, umgebungsstabilem Grundkörper und Aufbau, und zum anderen störungsunempfindliche (meist taktil messende) Sensoren und Längenmaßverkörperungen. Bild 23 zeigt hier am Beispiel des Fertigungsmessgerätes CenterMax diese Komponenten.

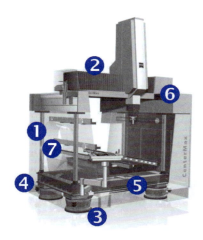

Bild 23: Fertigungstaugliches Koordinatenmessgerät CenterMax — Die Kombination aus INVAR-Elementen (1) und isolierendem und dämpfendem Mineralguss (7) verleiht dem CenterMax eine hohe Resistenz gegenüber Temperaturschwankungen. Sie bildet in Verbindung mit den geschützten (2) Führungen aus fester Keramik (6) und temperaturneutralen Maßstäben (4) aus Glaskeramik eine temperaturstabile Einheit. Die aktive, pneumatische Schwingungsdämpfung (5) entkoppelt Bodenschwingungen.

---

[17] siehe auch [ROITHMEIER 2008] und [AUKOM 1].

Für die taktile Sensorik gibt es spezielle Tastermaterialien, wie *Tastelemente*
Titan, Kohlefaserverbundstoffe oder Keramikelemente, die
neben einer hohen mechanischen Steifigkeit eine annähernd
vollständige Temperaturstabilität aufweisen[18].

> *Ein besonderes Problem stellen sowohl Materialauftrag als auch
> -abrieb dar, die unter gewissen Voraussetzungen auf die Tastkugel
> – insbesondere beim taktilen Scanning – wirken können. Diese
> machen beide innerhalb kurzer Zeit eine Tastkugel unbrauchbar,
> da durch die – nicht entfernbaren – Verformungen die Messergeb-
> nisse stark verfälscht werden können. Hier helfen u. U. Messtaster
> mit Diamantkugeln, die zwar in der Anschaffung deutlich teurer
> aber auch nahezu verschleißfrei sind.*

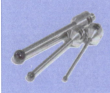

---

[18] z. B. ThermoFit-Tastlemente, siehe http://www.taster.zeiss.de/

3.2 Automatisierte Beschickung

Beschickungssysteme können einen hohen Grad an Rationalisierung erzeugen, dies führt zu Verkürzung von Prozesszeiten und Kostenreduzierung. Zu beachten sind hier in jedem Fall gründliche Planungen für Zykluszeiten, Platzbedarf in der Fertigung und Fördersysteme. Grundsätzlich können Zuführsysteme nach verschiedenen Förderprinzipien arbeiten, die auch das Layout und damit den Flächenbedarf beeinflussen. In der Horizontalen wie in der Vertikalen stehen zum einen lineare bzw. zirkulare Fördersysteme mit stationären Stellplätzen und zum anderen Umlaufsysteme zur Auswahl (siehe Bild 24).

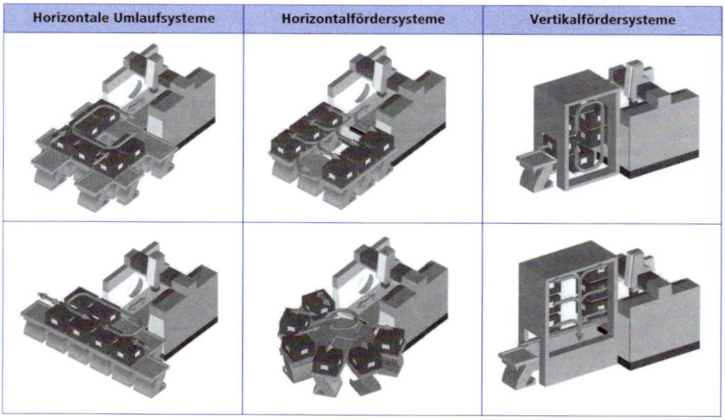

Horizontale Umlaufsysteme	Horizontalfördersysteme	Vertikalfördersysteme

Bild 24: Beschickungssysteme mit verschiedenen Förderprinzipien

Neben dem Transport der Werkstückträger außerhalb des Messgerätes übernimmt das Beschickungssystem mit Dreipunktlagerung den Transport der Werkstückträger auf dem Messgerät und die Absenkung auf die Lagerpunkte für eine statisch bestimmte Lagerung.

Speicherprogrammierbare Steuerungen (SPS) steuern die Bewegungen und Aktionen der Zuführsysteme aller Bauarten.

3 Automatische Vollkontrolle   41

Eine Steuerung der Zuführreihenfolge und eine Priorisierung der Werkstückträger gehören ebenfalls zu ihren Aufgaben. Kommunikationsprotokolle nach TCP/IP gewährleisten die Kommunikation zwischen der SPS und dem Rechner des Messgeräts. Die Bedienung des Zuführsystems erfolgt an den Rüstplätzen und am Bedienterminal. Von hier aus steuert der Bediener die Abläufe und hier erfolgt eine Visualisierung des Status der Messaufgaben (siehe Bild 25) [ADAMCZAK 2005].

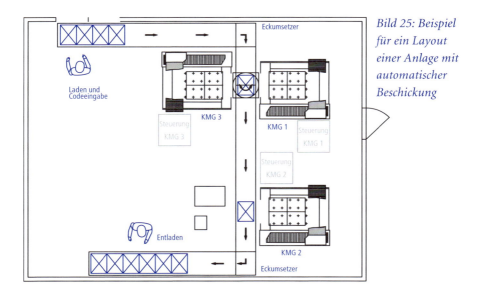

Bild 25: Beispiel für ein Layout einer Anlage mit automatischer Beschickung

Die Anlage im Bild 25 besteht aus drei Koordinatenmessgeräten, welche in einem klimatisierten Raum installiert sind. Die Geräte sind über ein gemeinsames Transportband verkettet, das Gelenkkugeln automatisch zuführt. Auf der Anlagenbedienseite existiert ein Bedienterminal für die Auswahl der Messprogramme und die entsprechende Zuführung in das Messgerät.

Teilefixierung Die Aufspannung der Teile ist zur präzisen Messung als äußerst kritisch zu bezeichnen. Werden Bauteile durch die Aufspannvorrichtung verspannt, können große Form- und Maßabweichungen zu fehlerhaften Messungen führen. Instabile Vorrichtungen führen zu mangelhafter Reproduzierbarkeit der Messergebnisse. Zur prozessbezogenen Messung sollten Fertigungs- und Messprozess bei der Dimensionierung und Auslegung der Teileaufnahme aufeinander abgestimmt sein [SCHWARZ 2004].

Bild 26: Kugelspannvorrichtung in einem werkertauglichen Fixiersystem

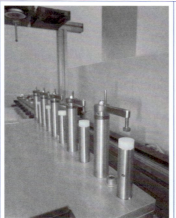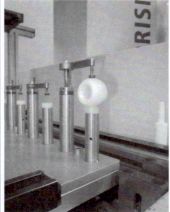

3 Automatische Vollkontrolle

3.3 Bedienerkonzepte

Die Benutzerschnittstelle für den Start von Messprogrammen bzw. die regelmäßige Neueinmessung der Sensorik und die teilautomatische Überprüfung der Messunsicherheit des Gerätes mit Check-Programmen muss einfach und fehlerfrei möglich sein.

Eingabeschnittstelle

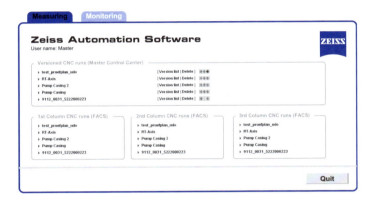

Bild 27: Automatisierungsoberfläche Messprogrammauswahl

Die Benutzerschnittstelle für das Monitoring der Messungen muss neben den Messwerten (auch als Trend-Ansicht) auch den aktuellen Betriebszustand der Messgeräte darstellen können. Weiterhin müssen die Messwerte automatisch datenbanktechnisch gesichert werden. Es ist zu empfehlen, die Messdaten über geeignete Reporting- und Statistik-Software auf Prozessschwankungen hin zu kontrollieren. Die Einbindung in übergeordnete PLM- und ERP-Systeme ist zu berücksichtigen.

Ausgabeschnittstelle

3 Automatische Vollkontrolle

Bild 28: Monitoring der automatisierten Messung

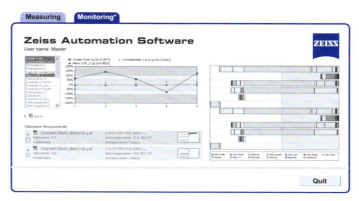

Analyse-Tipp

Warnmeldungen in Echtzeit

Mit dem Realtime Analysis Server (RTA) der Reporting- und Statistiksoftware PiWeb[19] kann man Analysen in Echtzeit durchführen und deren Ergebnisse den zuständigen Stellen direkt mitteilen. So kann z. B. bei Überschreitung eines bestimmten Grenzwertes eine E-Mail an einen zuständigen Mitarbeiter gesendet werden.

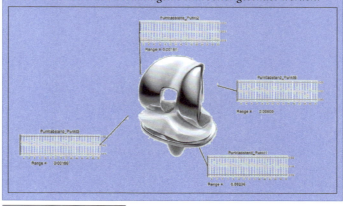

---

[19] PiWeb ist ein Qualitätsdatenmanagementsystem, das alle Arten von Qualitäts- und Prozessdaten in Echtzeit ortsunabhängig analysieren, auswerten und grafisch darstellen kann. Weitere Informationen bei Carl Zeiss IZfM Dresden, http://www.zeiss.de/piweb.

3 Automatische Vollkontrolle 45

Der sichere Bereich rund um ein automatisch im CNC-Betrieb verfahrendes Messgerät muss durch Bodenmarkierungen gekennzeichnet oder durch Abschrankungen gesichert sein und die Mitarbeiter müssen unterwiesen sein. Die Abschottung des Messvolumens durch eine geschlossene Kabine, wie in Bild 29 gezeigt, dient nicht nur der Sicherheit sondern reduziert auch Einfluss der Umgebungsbedingungen auf die Messung.

Sicherheitskonzept

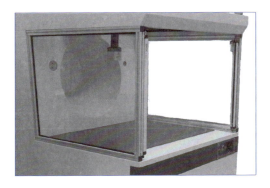

Bild 29: Seitlich geschlossenes Messvolumen

Maß, Form und Lage sowie Rauheit in einem Messablauf

Ein vollwertiges Freitastsystem wird per CNC-Tasterwechsel eingewechselt wie ein normales Tastersystem. Maß, Form und Lage sowie Rauheitsparameter können damit in einer Aufspannung gemessen werden, die Bauteile müssen nicht mehr in eine Aufspannung auf das Koordinatenmessgerät sowie auf das Oberflächenmessgerät gebracht werden. Hohe Flexibilität durch CNC-Dreh- und Kippmöglichkeit des Tastersystems ist gegeben. Rauheitsmessergebnisse werden mit in dem CALYPSO-Messprotokoll ausgegeben.

Praxisbeispiel

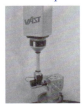

Um einen automatisierten Messprozess zu planen und zu implementieren, sind neben sprichwörtlicher „deutscher Gründlichkeit" verschiedenste Kenntnisse nötig – da ist es gut, wenn man die vollständige Lösung aus einer Hand bekommen kann:

- Projektplanung und Engineering
- Tasterkombination, Thermofit und Diamond!Scan
- Aufspann- und Beschickungssysteme
- Koordinaten- und Oberflächenmessgeräte
- Eingabe- und Monitoringsoftware
- Reporting- und Statistiksoftware
- Teleservice, Kalibrierwerkstücke, Messdatenarchivierung
- ggf. Messprogrammerstellung

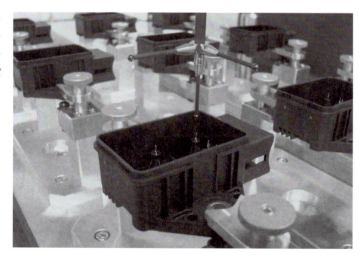

Bild 30: Automatisierte Messung mit Palettenbeschickung

4 Verlässlichkeit der Prüfergebnisse

4.1 Genauigkeitsangaben von Messgeräten

Vorwiegend werden Messgeräte, insbesondere Koordinatenmessgeräte, in der medizintechnischen Produktion eingesetzt, um zu prüfen ob der gemessene Merkmalswert innerhalb oder außerhalb der festgelegten Toleranz liegt („Verifizierung"). In diesem Zusammenhang muss die Messunsicherheit des Messgerätes berücksichtigt werden. Dieses Toleranzverständnis bildet die Grundlage für die von Prof. Georg Berndt[20] formulierte Goldene Regel der Messtechnik:

Prof. Dr. phil. G. Berndt, 1880-1972

> *Die Messunsicherheit soll ein Zehntel, im äußersten Fall ein Fünftel der Toleranz nicht überschreiten.*

Die wichtigsten Leistungsdaten eines Messgerätes stellen die Angaben zur Messabweichung dar. Aufgrund der flexiblen Anwendungsmöglichkeiten und der unterschiedlichen Ausstattung (z. B. verschieden Sensoren bzw. Messköpfe) von Koordinatenmessgeräten gibt es bei diesen Geräten mehrere Angaben. Die wichtigsten Leistungsmerkmale sind die maximal zulässige Längenmessabweichung E_{MPE} und die maximal zulässige Antastabweichung P_{MPE}. Die zulässige Längenmessabweichung für Koordinatenmesssysteme ist für die meisten Systeme eine längenabhängige Größe. Sie wird in der Form konstanter Anteil A plus längenabhängiger Anteil K als: $E_{MPE}=A+L/K$ angegeben [DIN EN ISO 10360] [21].

Genauigkeitsangaben

---

[20] Leiter des Instituts für Messtechnik und wissenschaftliche Grundlagen des Austauschbaus an der Technischen Hochschule Dresden

[21] Die Bezeichnung der Kennwerte hat sich 2010 geändert. Der frühere Kennwert MPE_E wird jetzt E_{MPE}, der frühere Kennwert MPE_P als P_{MPE}

Die gemessenen Abweichungen werden grafisch in Abhängigkeit von der Messlänge in einem Längenmessabweichungsdiagramm dargestellt (Bild 31). Die zulässige Messabweichung wird als durchgezogene Linie eingezeichnet. Bei einer längenabhängigen zulässigen Abweichung entsteht dabei eine „Trompete".

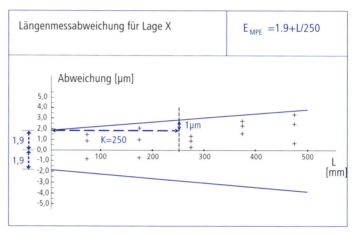

Bild 31: Längenmessabweichungsdiagramm für ein System mit längenabhängiger zulässiger Abweichung: „Trompete"

Je größer die Messunsicherheit ist, desto kleiner wird der Bereich, in dem man sicher sein kann, dass das gefertigte (und gemessene) Teil die Toleranzvorgaben einhält und damit beim Patienten eingesetzt werden kann (Bild 32).

---

genannt. Analoges gilt für die darauf aufbauenden Kennwerte.

4 Verlässlichkeit der Prüfergebnisse

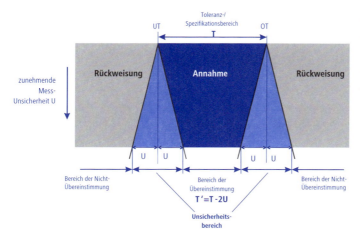

Bild 32: Messunsicherheit und Toleranz: Konformitätsentscheidung nach [DIN EN ISO 14253]

---

*Zur praktischen Überprüfung der Fähigkeitskennwerte bietet sich der Einsatz der Prüfkörper „**KMG-Check**" und „**Multisensor-Check**" an, der in verschiedenen Positionen im Messvolumen untersucht wird. Hiermit lassen sich regelmäßige, intervallgesteuerte Überwachungen in der geschlossenen Kalibrierkette (mit direktem Bezug zum Meter-Normal) durchführen.*

Nähere Informationen unter www.imt.zeiss.de im Internet.

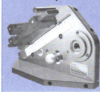

Praxistipp

4.2 Messsystemanalyse GR&R-Test

Während die Forderung im Messraum auf der Genauigkeit liegt, wird in der medizintechnischen Fertigung von Fähigkeit und GR&R (Gage Repeatability and Reproducability, Messprozesseignung) gesprochen. Die Temperaturresistenz der Messgeräte wird grundsätzlich vorausgesetzt. Beim Verlassen der geregelten Messraumtemperaturen (im Bereich von 18 bis 22 °C) direkt in die offene Fertigungsumgebung mit Temperaturen bis über 30 °C muss die Messtechnik widerstandfähig sein [SCHWARZ 2005]. Die – für die Verifizierung relevante – Kenngröße GR&R für die Messprozesseignung wird durch eine so genannte Messsystemanalyse ermittelt. Eine Messsystemanalyse setzt sich aus zwei Untersuchungen zusammen, die nacheinander durchgeführt werden:

▸ Zunächst wird mithilfe einer Messmittelfähigkeitsuntersuchung mit dem Verfahren 1 die grundsätzliche Eignung eines Messsystems für eine bestimmte Messaufgabe ermittelt. Dabei werden kalibrierte Teile gemessen[22] und als Kenngrößen die Messmittelfähigkeitsindizes c_g und c_{gk} berechnet.

▸ Wenn dieser Test erfolgreich durchgeführt wurde, wird bei dem Verfahren 3 (für Messgeräte ohne Bedienereinfluss[23]), dem so genannten GR&R-Test, die Wiederholbarkeit der Messergebnisse des Systems bei den tatsächlichen Einsatzbedingungen untersucht. Als Kennwert wird %GRR[24] ermittelt. Eine detailliertere Vorgehensweise ist in [IMKAMP 2009] dargestellt.

---

[22] oder Werkstücke, deren „wahrer Wert" hinreichend genau bekannt ist

[23] Verfahren 2 dient für Messgeräte mit Bedienereinfluss, dies wird hier nicht beschrieben. Sobald Bedienereinfluss vorliegt, ist jedoch statt Verfahren 3 zwingend Verfahren 2 zu wählen. Näheres siehe [DIETRICH 2008] und [MSA 2010].

[24] Früher wurde der Kennwert R&R genannt.

4 Verlässlichkeit der Prüfergebnisse

In Bild 33 ist das Vorgehen beim Verfahren 1 nach [DIETRICH 2008] zur Berechnung der Fähigkeitsindizes dargestellt. Die erforderlichen statistischen Kenngrößen (s = Standardabweichung, $\bar{x}$ = Mittelwert) werden aus den Ergebnissen einer 20- bis 50-fachen Messung eines so genannten „kalibrierten Meisterteils" bestimmt[25].

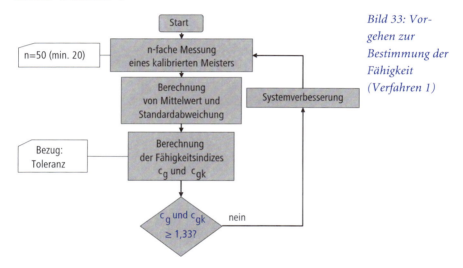

Bild 33: Vorgehen zur Bestimmung der Fähigkeit (Verfahren 1)

Die Standardabweichung und Mittelwert bilden die Grundlage für die Berechnung der Fähigkeitskenngrößen. Die Fähigkeitskenngröße c_g beschreibt das Verhältnis zwischen der Streuung des Messprozesses und der und der Zeichnungs-Toleranz des später zu messenden Werkstücks.

Fähigkeitskenngrößen c_g und c_{gk}

$$c_g = \frac{0{,}2 \cdot T}{4 \cdot s_{Messmittel}} \qquad c_{gk} = \frac{0{,}1 \cdot T - |x_{Meister} - \bar{x}_{Messmittel}|}{2 \cdot s_{Messmittel}}$$

---

[25] Voraussetzung: Die Auflösung des Messgerätes beträgt weniger als 5% der Teiletoleranz.

Durch die Kenngröße c_{gk} wird zusätzlich die Lage des Messprozesses und damit die systematische Abweichung zwischen wahrem Wert und dem aus Versuchen ermittelten Mittelwert berücksichtigt[26].

GR&R-Test   An die Fähigkeitsuntersuchung nach dem Verfahren 1 schließt eine Untersuchung nach Verfahren 3 nach [DIETRICH 2008] (bei Messprozessen ohne Bedienereinfluss) an, bei dem die Vergleichbarkeit der Messergebnisse im Zusammenhang mit den tatsächlichen Aufstellbedingungen geprüft wird. Diese Untersuchung ist unter dem Namen GR&R-Test bekannt. Das Vorgehen ist in Bild 34 dargestellt.

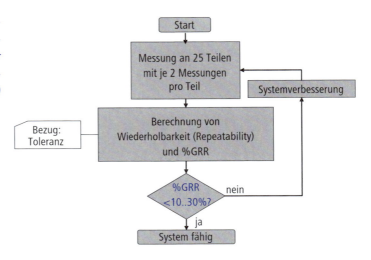

Bild 34: Vorgehen zur Bestimmung der Fähigkeit (Verfahren 3)

---

[26] Für die Berechnung des c_{gk}-Wertes ist ein Kalibrierwert erforderlich, um die systematische Abweichung zu bestimmen. Wenn dieser Wert fehlt, kann nur c_g berechnet werden.

4 Verlässlichkeit der Prüfergebnisse

Bei der Untersuchung nach Verfahren 3 wird die Kenngröße für die mittlere Wiederholbarkeit der Messergebnisse („Wiederholstreubreite") ermittelt[27].

Neben dem Messgerät können auch die Aufspannung bzw. Befestigung sowie das Be- und Entladen des zu messenden Werkstückes einen Einfluss auf die Genauigkeit haben. Die ermittelte Vergleichbarkeit zwischen einzelnen Aufspannungen stellt ein Maß für den Einfluss des Belade- und Befestigungsvorgang auf den Messprozess dar (siehe z. B. Bild 35).

CNC-gesteuerte KMG

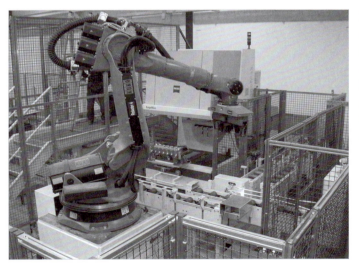

Bild 35: Automatische Beladung mithilfe eines Roboters an einem Koordinatenmessgerät

---

[27] Hier dargestellt wird das Verfahren 3 nach dem ARM-Modell (ARM = Averange Range Method = Mittlere-Spannweite-Methode), bei dem nur die Wiederholbarkeit untersucht wird. Das Verfahren 3 nach dem ANOVA-Modell untersucht zusätzlich die Wechselwirkungen.

Zur Berechnung der Kenngröße für die Wiederholbarkeit wird die mittlere Spannweite $\bar{R}$ aus den Ergebnissen der einzelnen Wiederholmessungen ermittelt:

$$\bar{R} = \frac{1}{n}\sum_{i=1}^{n} R_i \text{ mit } R_i = |x_{i1} - x_{i2}| \text{ Spannweite der Wiederholmessungen i}$$

Die Messgerätefähigkeitskennwerte GRR und %GRR werden dann nach folgender Formel berechnet[28]:

$$GRR = 1{,}128 \cdot \bar{R} \text{ und}$$

$$\%GRR = \frac{6}{T} \cdot GRR \cdot 100\% \text{ mit T = Toleranzbreite}$$

Zur Entscheidung über die Messgerätefähigkeit gelten dann folgende Kriterien:
- %GRR < 10%: Das Messgerät ist geeignet
- 10% ≤ %GRR ≤30%: Das Messgerät ist bedingt geeignet, die Messmitteleignung ist aufgabenabhängig zu entscheiden.
- %GRR > 30%: Das Messgerät ist ungeeignet.

Qualifizierungstipp

*Im Seminarangebot der Carl Zeiss Metrology Academy finden Sie spezielle Kurse zur **Fähigkeitsuntersuchung mit dem KMG**, in denen diese und weitere Inhalte ausführlich erklärt werden.*

Nähere Informationen unter www.imt.zeiss.de im Internet.

---

[28] Der Faktor 6 in der Formel für %GRR korreliert mit dem angenommenen Vertrauensniveau von 99,7% und ist seit der 3. Auflage der Messsystemanalyse (MSA 3rd Edition) als Multiplikator mit aufgenommen worden. Kennwerte (meist dann noch R&R bzw. %R&R genannt), die nach früheren Auflagen der Messsystemanalyse erstellt wurden, haben diesen Multiplikator nicht und sind dem entsprechend kleiner.

5 Rechtliche Rahmenbedingungen durch FDA und andere

Kaum eine Branche unterliegt so strengen Qualitätskriterien wie die Medizintechnik. Sowohl aufgrund von gesetzlichen Vorgaben als im Eigeninteresse der Patientensicherheit. Einen Schlüsselbegriff stellen hierfür weltweit die „GxP-Richtlinien" dar. Dabei bezeichnet GxP zusammenfassend alle Richtlinien für „gute Arbeitspraxis", welche insbesondere in der Medizin, der Pharmazie und der pharmazeutischen Chemie Bedeutung haben. Das "G" steht für "Gut(e)" und das "P" für "Praxis", das "x" in der Mitte wird durch die jeweilige Abkürzung für den spezifischen Anwendungsbereich ersetzt. Zu den GxP gehören unter anderem:
- Good Manufacturing Practice, gute Herstellungspraxis (GMP)
- Good Clinical Practice, gute klinische Praxis (GCP)
- Good Laboratory Practice, gute Laborpraxis (GLP)
- Good Automated Manufacturing Practice (GAMP)

Solche Richtlinien werden zum Beispiel von der EMEA[29] und FDA[30] festgelegt. In Deutschland ist das Bundesinstitut für Arzneimittel und Medizinprodukte (BfArM) für die Überwachung dieser Richtlinien zuständig [WIKIPEDIA 2010].

Die GxP-Richtlinien und die damit verbundenen Qualitätsstandards sind für die Entwicklung medizintechnischer Produkte und Geräte unerlässlich. Erst die Einhaltung dieser strengen Qualitätsstandards lässt aus einer Idee ein gutes, valides Produkt werden [LOCH 2007]!

---
[29] Europäischen Arzneimittelagentur, http://www.ema.europa.eu/
[30] Food and Drug Administration, http://www.fda.gov/

In Europa sind diese Regeln in verschiedenen EG-Richtlinien festgelegt. Diese EG-Richtlinien werden jeweils von den EU-Mitgliedsländern nochmals in nationales Recht überführt, in Deutschland hauptsächlich in das Medizinproduktegesetz.

In den USA sind die meisten dieser Regeln in den U.S. Regulierungsvorschriften „21 CFR" niedergeschrieben. Die beiden für die messtechnische Prüfung medizinischer Produkte hauptsächlich relevanten Teile, herausgegeben von der FDA, sind:

- 21 CFR Part 820 (Qualitätssysteme für Medizinprodukte)
- 21 CFR Part 11 (Elektronische Dokumentation)

Zusätzlich sind aus den GxP-Regeln insbesondere noch Ausschnitte aus den GMP-Regeln (bzw. cGMP-Regeln[31]) und der fünften Version der GAMP-Regeln (GAMP 5) einzuhalten. Dabei gilt – alle diese Regeln umgreifend – ein Leitspruch, der bei der Prozessgestaltung und -dokumentation in der Medizintechnik nie vergessen werden darf:

FDA-Kernaussage[32] *„Was nicht aufgeschrieben wurde, wurde nicht durchgeführt! (Engl. Original: "If it is not written down, it never happened!")*

---

[31] Current Good Manufacturing Practice, US-amerikanisches Pendant zu den EU-GMP-Regeln

[32] Englisches Original: "If it is not written down, it never happened!"

5.1 Prüfprozesse FDA-konform entwickeln und dokumentieren

Laut 21 CFR Part 820.70 und Part 820.72 ist sicherzustellen, dass alle Inspektions-, Mess- und Prüfeinrichtungen für den vorgegebenen Einsatz geeignet sind und gültige Ergebnisse im Sine einer Prozessverifizierung zu produzieren. Jeder Hersteller muss deshalb Verfahren festlegen und pflegen um sicherzustellen, dass die Einrichtungen routinemäßig überprüft und gewartet werden. Wenn Computer als Teil des Qualitätssystems verwendet werden, muss der Hersteller die Computer-Software auf ihren vorgesehenen Gebrauch hin validieren. Die Validierungsaktivitäten und -ergebnisse müssen dokumentiert werden. Sowohl die Messsoftware als auch die Weiterverarbeitung der Messergebnisse ist dabei GxP-relevant.

- Die prinzipielle Eignungsfeststellung der Messgeräte lässt sich anhand geeigneter Validierungsunterlagen feststellen. Diese sollten mindestens interne Freigabedokumentationen, PTB-Zertifikate, Qualitätsmanagementzertifikate z. B. nach DIN EN ISO 9001, 14001 sowie 17025, Kalibrierzertifikate, Prozessdokumentationen, Aufstell- und Bedienungshinweise und Konformitätserklärungen beinhalten.

- Für die aufgabenbezogene Eignungsüberprüfung können die Herangehensweisen zur Messgeräteunsicherheit, Messmittelfähigkeitsuntersuchung und Messsystemanalyse (GR&R-Test) laut Kapitel 4 verwendet werden[33].

- Für die routinemäßige Überprüfung eignen sich regelmäßige Messgeräteüberprüfungen mit KMG-Checks[34].

- Die Wartung der Messgeräte muss spätestens an verbindli-

---

[33] siehe Seite 47ff
[34] siehe ebenso Seite 47ff

chen Wartungsterminen erfolgen, hierzu kann das Messgerät an Condition-Monitoring-Systeme angeschlossen sein, die diese Wartungstermine passend zur Gerätebeanspruchung optimal festlegen können (siehe z. B. Bild 36).

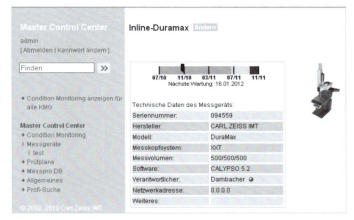

Bild 36: Wartungsinformation im Condition-Monitoring innerhalb des Master Control Center

Die Softwarevalidierung der Messsoftware inkl. CNC-Messablauf musste früher nach einem fest vorgegebenen Entwicklungsmodell (V-Modell) durchgeführt werden. In den zurückliegenden Jahren haben sich sowohl die Vorschriften und Sichtweisen der Behörden (hier insbesondere der FDA) als auch die eingesetzten Verfahrensweisen zur Validierung massiv gewandelt. Ein besonderer Fokus wurde auf die Produkt- und die Prozesskenntnis gelegt. Beide sind entscheidend dafür, dass hohe Produktqualität und, damit verbunden, hohe Patientensicherheit gewährleistet werden kann. Galt das V-Modell bisher als Standard für die Entwicklung von computergestützten Systemen für die regulierte Industrie, so ist es im GAMP 5 nur noch ein Modell unter vielen. Nun ist jedes Life-Cycle-Modell zulässig, mit dem Qualität in das System hinein entwickelt wird (Quality by Design). Damit sind agile Software-Entwicklungsmodelle erlaubt. Agil bedeutet, es muss nicht zuerst ein vollständiges Lastenheft fertig gestellt und unterschrieben sein, bevor das Pflichtenheft und daran anschließend die Entwurfsspezifikation erstellt wird. Es ist zulässig, ein Lastenheft rudimentär zu erstellen und dieses später zu verfeinern, währenddessen bereits mit der Entwicklung des Systems begonnen werden kann. GAMP 5 empfiehlt uns sogar, Dokumente lange im Entwurfsstatus, d.h. leicht änderbar zu halten. Im V-Modell von GAMP 4 war es nicht zulässig, ein Pflichtenheft zu erstellen, geschweige denn freizugeben, bevor nicht das Lastenheft freigegeben war. Ist die Computertechnik vollständig in Produktionsanlagen integriert, empfiehlt GAMP 5, keine eigene Computervalidierung durchzuführen, sondern diese in die Qualifizierung der gesamten Anlage zu integrieren [GOTTSCHALK 2009]. Hierbei wird der Qualifizierungsaufwand nach Softwarekategorien (siehe Bild 37) unterschieden.

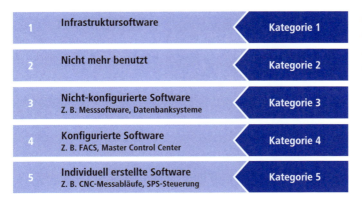

Bild 37: Softwarekategorien nach GAMP 5

In der Kategorie 1 bis 3 ist mit wenig Aufwand zu rechnen, Software der Kategorie 4 und 5 muss hingegen vollumfänglich getestet werden, in Kategorie 5 sogar mit zusätzlicher Entwurfs- und Quellcodeprüfung.

5.2 Prüfergebnisse automatisch elektronisch sichern nach 21 CFR Part 11

Die wohl ausführlichsten Regelungen für den Messprozess betreffen den Umgang mit den Messergebnissen (Messprotokollen). Da die Messprotokolle in einer automatisierten Prüfumgebung notwendigerweise elektronisch verarbeitet werden müssen, unterliegt der Gesamtprozess meistens den Regelungen zu „elektronisches Dokument[35]" nach 21 CFR Part 11. Der Part 11 trägt hierbei der Tatsache Rechnung, dass die Gefahr von Manipulation, Fehlinterpretationen und nicht nachvollziehbaren Änderungen bei elektronischen Aufzeichnungen größer ist als bei herkömmlichen Papieraufzeichnungen bzw. solche schwieriger zu entdecken sind. Aus diesem Grund sind zusätzliche Maßnahmen notwendig.

Elektronisches Dokument   Der Begriff „elektronisches Dokument" meint jede Kombination von Text, Grafik, Daten, Audio, bildliche oder andere Formen von Informationen in digitaler Form, die mit einem Computersystem erstellt, modifiziert, gewartet, archiviert, zurückgewonnen oder verteilt werden.

Die GxP-konformen Part11-Regelungen gelten für Wartungs-, Überprüfungs-/Kalibrierungs- und Messprozesse gleichermaßen und umfassen insbesondere folgende Punkte:
- Erstellung der Messdatenverarbeitungssoftware selber
- Verarbeitung elektronischer Dokumente mithilfe Software
- Datensicherung, Backupstrategien
- Sicherheit und Zugriffsregeln
- Protokollierung bzw. AuditTrail

---

[35] Engl. Original: „electronic records"

5 Rechtliche Rahmenbedingungen durch FDA und andere

Die Einhaltung dieser Regeln kann mithilfe von Checklisten gegengeprüft werden. Im Anhang A finden sich **Auszüge** aus solchen Checklisten, aus denen recht deutlich die detaillierte Regelungstiefe des 21 CFR Part 11 hervorgeht. Um vollständige Part-11-Konformität zu erreichen, sollten alle Fragen mit „ja" beantwortbar sein.

Systementwicklung	
Fragestellung	
Besitzen alle mit der Auslegung, Validierung, Installation und Betrieb betrauten Mitarbeiter die erforderlichen Sachkenntnisse und Schulungen?	☐
Folgt die Systementwicklung einem System-Life-Cycle-Konzept?	☐
Ist das Life-Cycle-Konzept Teil einer formalen Standardverfahrensrichtlinie?	☐
Verfügt der Anbieter über formale Vorgehensweisen zur Systemvalidierung?	☐
Bereitet der Anbieter formale Benutzer-/Funktionsanforderungen vor?	☐
Gibt es einen verantwortlichen Mitarbeiter für die Genehmigung von Benutzer- und Funktionsanforderungen?	☐
Bereitet der Anbieter technische Spezifikationen/ Entwurfsspezifikationen vor?	☐
Gibt es einen verantwortlichen Mitarbeiter für die Genehmigung von technischen Spezifikationen /Entwurfsspezifikationen?	☐
Werden die Anforderungen durch die Entwurfsspezifikationen hindurch verfolgt, so dass alle Anforderungen in der Entwurfsphase berücksichtigt werden?	☐
Betreffen die Entwurfsspezifikationen alle Schnittstellen und Ausgaben?	☐
Entwickelt der Anbieter seine Systeme entsprechend formaler Programmierungs-/Codierungs-Standards? Betreffen die Standards auch Datei-/Objektnamen, Header-Informationen, Programmbeschreibungen, Revisionsbericht, Codiervorgaben und -konventionen?	☐
Wird der Quellcode entsprechend der Standards identifiziert und kommentiert?	☐
Werden Risikoanalyse, Fehlerbaumanalyse oder ähnliche Verfahren angewendet? Werden die Ergebnisse dokumentiert?	☐
Nimmt der Anbieter regelmäßig Quellcode-Überprüfungen während seiner Softwareentwicklungsprojekte vor?	☐
...	☐

Tabelle 2: 21 CFR Part11 Checkliste (Beispielauszug)

5.3 Umsetzung FDA 21 CFR Part 11 mithilfe des Master Control Centers

Das Master Control Center von Carl Zeiss erfüllt die Anforderungen an eine Messdatenverarbeitungssoftware laut 21 CFR Part 11 in folgenden Punkten:
- bezüglich der Zugriffssteuerung (Access Control),
- bezüglich der Nachvollziehbarkeit (Audittrail),
- bezüglich der Versionskontrolle von Messabläufen und Prüfplänen (Bild 38),
- bezüglich der veränderungssicheren Archivierung und Visualisierung von Messergebnisprotokollen (Bild 39),
- bezüglich der vollautomatischen Speicherung mit allen bauteilbezogenen Daten inkl. Rückmeldung,
- bezüglich der Möglichkeit, Messergebnisprotokolle auszudrucken (Printout) sowie
- bezüglich der Softwareentwicklung selber.

Bild 38: Versionskontrolle von Messabläufen

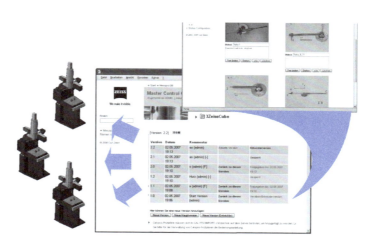

5 Rechtliche Rahmenbedingungen durch FDA und andere

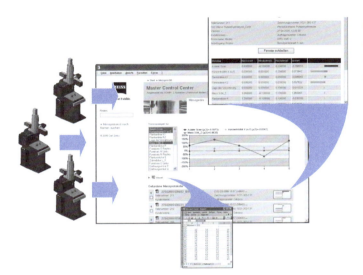

Bild 39:
Archivierung
von Messergebnissen

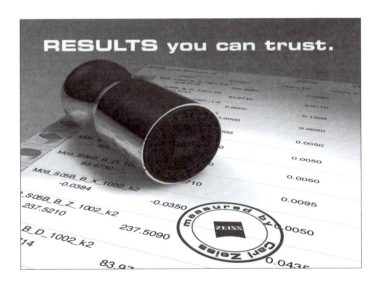

Anhänge

A 21 CFR Part11 Checkliste (auszugsweise)

Tabelle 3: Checkliste Qualitätsmanagement beim Anbieter

Qualitätsmanagement beim Anbieter	
Fragestellung	
Existieren bestätigte schriftliche Richtlinien in Bezug auf die Unternehmensziele und Initiativen zum Bereitstellen von qualitativ hochwertigen Produkten und Dienstleistungen?	☐
Existiert eine unabhängige Struktur zur Qualitätskontrolle und -sicherung?	☐
Wenn ja, hat die Leitung der Qualitätskontrollorganisation ausreichende Verwaltungsautonomie und -befugnisse, um unabhängig zu arbeiten?	☐
Arbeitet das Qualitätskontrollorgan anhand von formalen Verfahrensrichtlinien? Wenn ja, sind diese schriftlich verfasst, und wurden sie von der Unternehmensleitung genehmigt?	☐
Existieren schriftliche Beweise zum Nachweis der Übereinstimmung mit den Qualitätssicherungsprozeduren?	☐
Führt das Qualitätskontrollorgan Audits bei Anbietern oder Zulieferern durch?	☐
Wenn ja, existieren formale schriftliche Verfahrensrichtlinien dafür?	☐
Werden interne Audits durchgeführt?	☐
Gibt es eine Verfahrensrichtlinie, welche den Ablauf von internen Audits beschreibt?	☐
Wird die Durchführung von korrigierenden Maßnahmen für Ergebnisse interner Audits dokumentiert?	☐
Werden Qualitätssicherungsverfahren regelmäßig überprüft und aktualisiert, so dass sie die aktuellen Unternehmensanforderungen und die Anforderungen der Regulierungsbehörden erfüllen?	☐
Werden die Qualitätsrichtlinien den Mitarbeitern vermittelt?	☐
Existieren schriftliche Unterlagen über Qualitätsschulungen?	☐
...	☐

A 21 CFR Part11 Checkliste (auszugsweise)

Systementwicklung	
Fragestellung	
Besitzen alle mit der Auslegung, Validierung, Installation und Betrieb betrauten Mitarbeiter die erforderlichen Sachkenntnisse und Schulungen?	☐
Folgt die Systementwicklung einem System-Life-Cycle-Konzept?	☐
Ist das Life-Cycle-Konzept Teil einer formalen Standardverfahrensrichtlinie?	☐
Verfügt der Anbieter über formale Vorgehensweisen zur Systemvalidierung?	☐
Bereitet der Anbieter formale Benutzer-/Funktionsanforderungen vor?	☐
Gibt es einen verantwortlichen Mitarbeiter für die Genehmigung von Benutzer- und Funktionsanforderungen?	☐
Bereitet der Anbieter technische Spezifikationen/ Entwurfsspezifikationen vor?	☐
Gibt es einen verantwortlichen Mitarbeiter für die Genehmigung von technischen Spezifikationen /Entwurfsspezifikationen?	☐
Werden die Anforderungen durch die Entwurfsspezifikationen hindurch verfolgt, so dass alle Anforderungen in der Entwurfsphase berücksichtigt werden?	☐
Betreffen die Entwurfsspezifikationen alle Schnittstellen und Ausgaben?	☐
Entwickelt der Anbieter seine Systeme entsprechend formaler Programmierungs- /Codierungs-Standards? Betreffen die Standards auch Datei-/Objektnamen, Header-Informationen, Programmbeschreibungen, Revisionsbericht, Codiervorgaben und -konventionen?	☐
Wird der Quellcode entsprechend der Standards identifiziert und kommentiert?	☐
Werden formale, dokumentierte Entwurfsprüfungen durchgeführt?	☐
Besteht ein formaler Mechanismus zum Verfolgen von Problemen während der Entwurfsprüfung bis hin zu ihrer Lösung?	☐
Werden Risikoanalyse, Fehlerbaumanalyse oder ähnliche Verfahren angewendet? Werden die Ergebnisse dokumentiert?	☐
Nimmt der Anbieter regelmäßig Quellcode-Überprüfungen während seiner Softwareentwicklungsprojekte vor?	☐
Wird toter oder inaktiver Code auskommentiert oder entfernt?	☐
Gibt es formale Kriterien oder Verfahrensrichtlinien für Produkt- oder Versions-Releases?	☐
Werden dieselben Verfahrensrichtlinien auch für Maintenance Releases, Patches und Fixes angewendet?	☐
...	☐

Tabelle 4: Checkliste Systementwicklung

Tabelle 5:
Checkliste Unternehmensstruktur

Unternehmensstruktur	
Fragestellung	
Verfügt der Anbieter über aktuelle Organigramme?	☐
Geben die Organigramme die Größe des Unternehmens wieder (Anzahl der Angestellten)? Gibt es ausreichend Angestellte für Entwicklung, Testen und Qualitätssicherung der Software/Hardware?	☐
Befindet sich der Anbieter in keinem Fall in offensichtlichen Ressourcenkonflikten bei laufenden oder bevorstehenden Projekten?	☐
Verfügt der Anbieter über schriftlich festgelegte Verfahrensrichtlinien für die Mitarbeiterschulung und Dokumentation/Speicherung von Schulungsberichten?	☐
Stehen für die Mitarbeiterschulung angemessene Mittel zur Verfügung?	☐
Verfügt der Anbieter über Schulungsberichte mit aktuellen Lebensläufen und Stellenbeschreibungen aller Positionen?	☐
Werden Mitarbeiter und Zulieferer in den Entwicklungsmethoden des Anbieters geschult? Beinhaltet die Schulung projektspezifische Methoden und Fragen?	☐
Unterschreiben die Angestellten des Anbieters Vertraulichkeitsvereinbarungen?	☐
Verfügt der Anbieter über eine unternehmensweite Vertraulichkeits- und Datenschutzrichtlinie?	☐
...	☐

Tabelle 6:
Checkliste Standardarbeitsanweisungen (SOPs)

Standardarbeitsanweisungen (SOPs)	
Fragestellung	
Verfügt der Anbieter über genehmigte schriftliche Standardarbeitsanweisungen?	☐
Gibt es eine Standardarbeitsanweisung für Versionsprüfung, Genehmigung, Revisionen, Nummerierung usw. der Standardarbeitsanweisungen?	☐
Werden die Standardarbeitsanweisungen regelmäßig überarbeitet? Wenn ja, wer überarbeitet die Standardarbeitsanweisungen, und wie oft findet dies statt?	☐
Werden die Standardarbeitsanweisungen vor dem Datum des Inkrafttretens genehmigt?	☐
Werden Schulungen zu den neuen oder überarbeiteten Standardarbeitsanweisungen angeboten, und wie wird dies bekannt gegeben?	☐
Verfügt der Anbieter über formale Dokumentationsstandards für Validierungsdokumentation, Schulungsunterlagen, Standardarbeitsanweisungen, Softwareentwicklungslebenszyklen, usw.?	☐
...	☐

A 21 CFR Part11 Checkliste (auszugsweise)

Tabelle 7: Checkliste Systementwicklung – Testverfahren

Systementwicklung – Testverfahren	
Fragestellung	
Verfügt der Anbieter über formale Teststandards?	☐
Werden formale, strukturierte Tests (Modultests) durchgeführt?	☐
Werden die Entwurfsspezifikationen im Modultest verfolgt?	☐
Ist das Modultestverfahren dokumentiert, und wurde es von der Geschäftsführung genehmigt?	☐
Entwickelt der Anbieter formale Pläne zur Durchführung von Funktions- oder Anwendertests einschließlich Schnittstellen- und Anwenderakzeptanztests?	☐
Besteht ein erkennbarer Zusammenhang zwischen den Funktionstests und den Funktions-/Anwenderanforderungen?	☐
Enthalten die Funktionstests folgendes? - Beanspruchungs-/Belastungstests - Ungültige Eingabe - Nullwerte - Beschädigte oder leere Datendateien - Unerwartetes Geräteverhalten - Unerwartete Dateneingabe - Fehlerbehandlung - Tests mit mehreren Anwendern	☐
Sind die Funktionstests reproduzierbar?	☐
Existiert eine Testdokumentation, in der erwartete und tatsächliche Ergebnisse gegenübergestellt werden, mit Datum des Tests und Unterschrift des Testers?	☐
Werden die Funktionstests in einem Bericht zusammengefasst und von der Geschäftsleitung überprüft und bestätigt?	☐
Werden Akzeptanztests in der Zielproduktionsumgebung durchgeführt?	☐
Werden alle im Test aufgetretenen Anomalien korrigiert oder vor der Produktfreigabe bearbeitet?	☐
Wird die Dokumentation getestet und überarbeitet?	☐
…	☐

B Wichtige Begriffe aus der Messtechnik

Nachfolgend einige der wichtigsten genormten Begriffe aus der industriellen Messtechnik:

ANNAHME(PRÜFUNG) nach [ISO 10360-1]
durch den Gerätehersteller und den Nutzer vereinbarter Umfang von Operationen zur Bestätigung, dass die Leistungsfähigkeit eines Gerätes der vom Hersteller spezifizierten entspricht.

EINMESSEN
Allgemein ist hiermit das Ermitteln und Einstellen von Parametern an Gerätekomponenten (z. B. Einmessen des Tastsystems, Einmessen der Drehtischachse) für die nachfolgende Messung gemeint. Umgangssprachlich wird ein solcher Vorgang als Kalibrieren bezeichnet, was allerdings der Definition des Begriffs Kalibrieren widerspricht.

EIGNUNG (PRÜFPROZESSEIGNUNG [VDA 5])
Eignung des Prüfprozesses für eine vorgesehene Prüfaufgabe unter ausschließlicher Berücksichtigung von Genauigkeitsanforderungen (Messunsicherheit).

FÄHIGKEIT (PROZESS-/MESSMITTELFÄHIGKEIT)
Fähigkeit einer Einheit, ein Produkt zu realisieren, so dass die Forderung an dieses Produkt erfüllt wird. Bei einem Produktionsprozess wird sie über eine Prozessfähigkeitsanalyse anhand der Prozessfähigkeitsindizes cp und cpk bestimmt. Bei Messmitteln werden die Kenngrößen cg und cgk ermittelt.

GENAUIGKEIT
Umgangssprachlich wird der Begriff „Genauigkeit" oft im Zusammenhang mit Messabweichung und Messunsicherheit benutzt. Das internationale Wörterbuch der Messtechnik [VIM 1994] weist jedoch daraufhin, dass dieser Begriff nur qualitativ verwendet werden soll. Für die quantitative Bewertung eines Messergebnisses von einem Messgerät sind die Begriffe Messunsicherheit und Messabweichung vorgesehen.

KALIBRIERUNG

Unter Kalibrieren versteht man das Ermitteln des Zusammenhangs zwischen Messwert der Ausgangsgröße und dem zugehörigen wahren oder richtigen Wert, der als Eingangsgröße vorliegenden Messgröße für eine betrachtete Messeinrichtung bei vorgegebenen Bedingungen. Üblicherweise wird bei einer Kalibrierung eine Messunsicherheit, die als Kalibrierunsicherheit bezeichnet wird, angegeben.

KONFORMITÄT

Mit Konformität wird die Erfüllung einer Forderung bezeichnet. Dabei kann es sich beispielsweise darum handeln, dass ein Messwert unter Berücksichtigung der Messunsicherheit innerhalb der Toleranz liegt.

MESSUNSICHERHEIT (UNCERTAINTY OF MEASUREMENT)

Die Messunsicherheit ist ein dem Messergebnis zugeordneter Parameter, der die Streuung der Werte kennzeichnet, die vernünftigerweise der Messgröße zugeordnet werden können [DIN 13005]. Die Messunsicherheit ist eine messaufgabenspezifische Aufgabe, das bedeutet, dass sowohl das zu messende Merkmal als auch die Art und Weise der Messwertermittlung festgelegt werden müssen, wenn Angaben zur Messunsicherheit verglichen werden. Die Messunsicherheit wird oft unter Berücksichtigung von Kenntnissen über Messabweichungen ermittelt. Sie entspricht jedoch nicht der Messabweichung. Die Messunsicherheit kennzeichnet vielmehr einen Bereich, von dem angenommen wird, dass er größer oder gleich der tatsächlichen Messabweichung ist. Die Messunsicherheit wird immer in der Form „Messergebnis +/- Messunsicherheit" angegeben. Der so definierte Bereich hat die Länge der doppelten Messunsicherheit.

MESSABWEICHUNG

Die Messabweichung ist die Abweichung eines aus Messungen gewonnenen und der Messgröße zugeordneten Wertes vom wahren Wert [DIN 1319-1] bzw. Messergebnis minus wahren Wert der Messgröße (siehe Messunsicherheit).

MPE (MAXIMUM PERMISSIBLE ERROR)
bezeichnet die maximal zulässige (Anzeige)abweichung eines Messgerätes. Aufgrund des englischen Wortes „Error" wird für diese Angabe auch der Begriff Fehlergrenze verwendet.

RICHTIGER WERT
ist ein Wert für Vergleichszwecke, dessen Abweichung vom wahren Wert für den Vergleichszweck als vernachlässigbar betrachtet wird. Der richtige Wert kann das Ergebnis einer Kalibrierung sein. (Der richtige Wert muss deshalb i. A. mit einem Messsystem ermittelt worden sein, dessen Messunsicherheit mind. den Faktor 10 kleiner ist als die Messunsicherheit des zu prüfenden Messsystems.)

RÜCKFÜHRUNG
In der Messtechnik ist mit Rückführung die Eigenschaft eines Messergebnisses gemeint, durch eine ununterbrochene Kette von Vergleichsmessungen (Kalibrierkette) auf geeignete Normale bezogen zu sein. Diese Forderung wird auch in [ISO 9001] erhoben. Im Fall von Längenmessungen handelt es sich dabei um ein nationales Normal, dass die sich auf die Lichtwellenlänge beziehende Meterkonvention darstellt. In Deutschland wird dieses Normal durch die PTB realisiert (siehe auch www.dkd.eu).

SPEZIFIKATION
ist eine Dokumentation, die die Forderungen an die Beschaffenheit einer Einheit festlegt. Bei einem Koordinatenmessgerät kann das beispielsweise ein Datenblatt mit den Leistungsangaben sein.

TOLERANZ
Die Toleranz bezeichnet die „zulässige Abweichung" vom Nennmaß. Die Verwendung des Begriffes zulässige Abweichung ist umstritten, so dass mit Toleranz besser die Differenz zwischen Höchstwert und Mindestwert eines Merkmals bezeichnet wird.

B Wichtige Begriffe aus der Messtechnik

WAHRER WERT
: Der wahre Wert ist der tatsächliche Merkmalswert unter den bei der Messung herrschenden Bedingungen. Das Ziel einer Messung ist die Bestimmung des wahren Wertes, was aber aufgrund der Messunsicherheit nur eingeschränkt gelingt. Aufgrund der Abhängigkeit des wahren Wertes von den Messbedingungen, die letztlich nicht unendlich genau beschrieben werden können, hat auch der wahre Wert eine Unsicherheit.

ZERTIFIZIERUNG
: ist eine Bestätigung durch eine dritte Stelle, dass ein Erzeugnis, ein Verfahren oder eine Dienstleistung festgelegte Anforderungen erfüllt. Die dritte Stelle stellt diesen Sachverhalt durch eine Begutachtung, die gemeinhin als Audit bezeichnet wird, fest.

C Literaturquellen

AUKOM 1
AUKOM E.V.: *Schulungsunterlagen zu AUKOM Stufe 1.* Braunschweig: Ausbildung Koordinatenmesstechnik e.V., 2009

AUKOM 2
AUKOM E.V.: *Schulungsunterlagen zu AUKOM Stufe 2.* Braunschweig: Ausbildung Koordinatenmesstechnik e.V., 2009

AUKOM 3
AUKOM e.V.: *Schulungsunterlagen zu AUKOM Stufe 3.* Braunschweig: Ausbildung Koordinatenmesstechnik e.V., 2010

ADAMCZAK 2005
ADAMCZAK, WOLFGANG: *Projektierung, Auslegung und Auswahl von modularen automatischen Zuführsystemen für ZEISS Koordinatenmessgeräte.* Diplomarbeit an der Fachhochschule Esslingen – Hochschule für Technik, Fachbereich Maschinenbau, Studiengang Produktion und Organisation, Prof. Dr.-Ing. Wolfgang Ruoff. Esslingen: 2005

BLATEYRON 2007
BLATEYRON, F.: *Die ISO-Norm 25178 über flächenbezogene 3D-Oberflächenbeschaffenheit.* In: Quality Engineering 02/2007. Leinfelden-Echterdingen: Konradin Verlag, 2007. Seiten 40ff

DIETRICH 2008
DIETRICH, E., SCHULZE, A., CONRAD ST.: *Eignungsnachweis von Messsystemen.* München: Carl Hanser Verlag, 2008^3

DIETRICH 2010
DIETRICH, E., SCHULZE, A.: *Statistical procedures for machine and process qualification.* München: Carl Hanser Verlag, 2010.

DIN 1319
DIN 1319 NORM: *Grundlagen der Messtechnik.* Beuth 1995

DIN 4760

DIN 4760 NORM: *Gestaltabweichungen; Begriffe, Ordnungssystem*. Berlin: Beuth Verlag, 1982

DIN EN ISO 9001

DIN EN ISO 9001:2000 NORM: *Qualitätsmanagementsysteme – Anforderungen* (ISO 9001:2000-09); Dreisprachige Fassung EN ISO 9001:2000. Berlin: Beuth Verlag, 2000

DIN EN ISO 10360

DIN EN ISO 10360 (ISO 10360: 2000 + Corr 1: 2002) NORM: *Geometrische Produktspezifikation (GPS) – Annahmeprüfung und Bestä¬tigungsprüfung für Koordinatenmessgeräte (KMG)*. Berlin: Beuth Verlag, Juli 2003.

DIN EN ISO 14253

DIN EN ISO 14253 (ISO 14253) NORM: *Geometrische Produktspezifikationen (GPS) – Prüfung von Werkstücken und Meßgeräten durch Messen* (English: Geometrical product specifications (GPS) – Inspection by measurement of workpieces and measuring equipment). Berlin: Beuth Verlag, März 1999.

DUTSCHKE 1969

DUTSCHKE, W.: *Zulässige Meßunsicherheit*, wt-Z. ind. Fertigung, Jahrg. 59 (1969) 12, S. 630-632.

GOTTSCHALK 2009

GOTTSCHALK, F., HENSEL H.: GAMP 5 – Computersystem-Validierung in neuem Gewand. In: *GMP Journal*. Heidelberg: Concept Heidelberg GmbH. Ausgabe 10, Januar 2009

IMKAMP 2006

IMKAMP, D., LETTENBAUER, H., GEORGI, B.: *Computertomographie für die dimensionelle Fertigungsmesstechnik – Status und Potenziale*, Vorträge der 13. ITG/GMA-Fachtagung, Sensoren und Messsysteme in Freiburg/Breisgau, Germany, 13./14. März 2006, VDE Verlag GmbH, Berlin 2006

IMKAMP 2007

IMKAMP, D., VIZCAINO-HOPPE, M.: Mehr als Summe der Sensoren - Optischen Sensoren für Multisensor- Koordinatenmessgeräte. In: Tagungsband zur VDI Tagung Optische Messung technischer Oberflächen, 09.-10. Oktober 2007 (VDI Bericht 1996). Düsseldorf: VDI Verlag, 2007

IMKAMP 2009

IMKAMP D., DISCHER C., DISSER R., WANNER J., ROITHMEIER R.: Genauigkeits- und Leistungsdaten von Koordinatenmessgeräten – MPE-Kennwerte, Fähigkeit und Eignung. Ellwangen: Opferkuch GmbH, 2009

IMKAMP 2010

Imkamp, Dietrich: Koordinatenmesstechnik in der industriellen Produktion. Lehrveranstaltungsunterlagen. Oberkochen: Carl Zeiss IMT, Oktober 2010.

LÄPPLE 2010

Läpple, R.: Die Tablette durchschaut. In: QZ 3/2010 Jg. 55, Seiten 42ff und http://www.quality-analysis.de/de/industrielle-computer-tomografie.php

LOCH 2007

LOCH M.: Qualitätssicherungssysteme für mikromechanische Medizinprodukte. In: inno – Innovative Technik – Neue Anwendungen. 12. jahrgang, Nr. 36. Dortmund: IVAM e. V., April 2007

MEDTECH 2010

BUNDESVERBAND MEDIZINTECHNIK BV MEDTECH: Branchenbericht Medizintechnik 2010. URI: www.bvmed.de/stepone/data/downloads/dc/d2/.../branchenbericht10_05.pdf (20.11.2010)

MSA 2002

A.I.A.G. – CHRYSLER CORP., FORD MOTOR CO., GENERAL MOTORS CORP.: Measurement System Analysis. Michigan, USA 2010[4]

C Literaturquellen

PFEIFER 2001
    PFEIFER, T., SCHMITT, R.: *Fertigungsmesstechnik.* München, Oldenbourg Verlag, 2010³

PRESSEL 1997
    PRESSEL, H.-G.: *Genau messen mit Koordinatenmeßgeräten.* Renningen-Malmsheim: expert Verlag, 1997

ROITHMEIER 2007
    ROITHMEIER, R.: *Produktiv messen. Funktions- und fertigungsorientierte Koordinatenmesstechnik.* Ellwangen: Opferkuch GmbH, 2007

ROITHMEIER 2008
    Roithmeier, R. (Hrsg.): *Messstrategien in der taktilen Koordinatenmesstechnik.* Ellwangen: Opferkuch GmbH, 2008².

SCHWARZ 2004
    SCHWARZ, W.: Erfahrungswerte beim Einsatz von Koordinatenmessmaschinen in der Fertigung. In: *Präzisionsmesstechnik in der Fertigung mit Koordinatenmessgeräten.* Renningen: expert verlag, 2004. S. 319 – 356

VDI 2601
    VDI-RICHTLINIE 2601: *Anforderungen an die Oberflächengestalt zur Sicherung der Funktionstauglichkeit spanend hergestellter Flächen.* Berlin, Beuth Verlag, 1991

VDI 2630
    VDI-RICHTLINIE 2630: *Computertomografie in der dimensionellen Messtechnik.* Berlin, Beuth Verlag, 2009

WIKIPEDIA 2010
    WIKIPEDIA: http://de.wikipedia.org/wiki/GxP. Stand: 01.12.2010

D Bilder und Tabellen

Bilderverzeichnis

Bild 1: Messtechnik und Medizintechnik bei Carl Zeiss 9
Bild 2: InsulinPen auf Multisensorkoordinatenmessgerät O-Inspect mit Drehtisch 10
Bild 3: Prinzip der Koordinatenmesstechnik 11
Bild 4: Messaufgaben für Koordinatenmessgeräte 12
Bild 5: Bauformen von Koordinatenmessgeräten (Beispiele) 13
Bild 6: Metrotomographie: Computertomographie zur Koordinatenmessung 14
Bild 7: Profilmessung mithilfe eines taktilen Tastschnittsensors 16
Bild 8: Auswahl verschiedener Messgeräte von Carl Zeiss 18
Bild 9: Aktiv scannender Sensor 19
Bild 10: Messen mit geringen Antastkräften mit passiv scannendem Sensor XXT 21
Bild 11: Messen von der Seite mit ViScan Sensor 22
Bild 12: Tomographische Messung von Insulin-Pens 24
Bild 13: Messfunktionen eines bildverarbeitenden optischen Messgerätes (Beispiel O-INSPECT) 26
Bild 14: Anwendungsbeispiel: Optische Messung der Profilform eines Zahnrades für Dentalinstrumente 27
Bild 15: Verschmelzung von realer Kamerasicht, CAD-Solldaten und Messwerten 27
Bild 16: Formplott mit überhöhter Abweichungsdarstellung 28
Bild 17: Messung von Konturmaßen und Rauheit an der Laufbahn eines Mikrolagers 29
Bild 18: Messgerät F25 für mikrosystemtechnisch hergestellte Bauteile 32
Bild 19: Ergebnisse einer 2D-Rauheitsanalyse einer Zahnimplantatsoberfläche 33
Bild 20: 3D-Topografie der Zahnoberfläche 34
Bild 21: Beschickungssystem mit CenterMax 36
Bild 22: Fertigungstaugliches Koordinatenmessgerät CenterMax 38
Bild 23: Beschickungssysteme mit verschiedenen Förderprinzipien 40

D Bilder und Tabellen

Bild 24: Beispiel für ein Layout einer Anlage mit automatischer
　　　　Beschickung 41
Bild 25: Kugelspannvorrichtung in einem werkertauglichen
　　　　Fixiersystem 42
Bild 26: Automatisierungsoberfläche Messprogrammauswahl 43
Bild 27: Monitoring der automatisierten Messung 44
Bild 28: Seitlich geschlossenes Messvolumen..45
Bild 29: Automatisierte Messung mit Palettenbeschickung 46
Bild 30: Längenmessabweichungsdiagramm für ein System mit
　　　　längenabhängiger zulässiger Abweichung: „Trompete"............48
Bild 31: Messunsicherheit und Toleranz:
　　　　Konformitätsentscheidung nach [DIN EN ISO 14253] 49
Bild 32: Vorgehen zur Bestimmung der Fähigkeit (Verfahren 1) 51
Bild 33: Vorgehen zur Bestimmung der Fähigkeit (Verfahren 3) 52
Bild 34: Automatische Beladung mithilfe eines Roboters an
　　　　einem Koordinatenmessgerät 53
Bild 35: Wartungsinformation im Condition-Monitoring
　　　　innerhalb des Master Control Center...58
Bild 36: Softwarekategorien nach GAMP 5..59
Bild 37: Versionskontrolle von Messabläufen..62
Bild 38: Archivierung von Messergebnissen 63

Tabelle 1: Abweichungsarten nach DIN 4760..15　　*Tabellen-*
Tabelle 2: 21 CFR Part11 Checkliste (Beispielauszug) ....61　　*verzeichnis*
Tabelle 2: Checkliste Qualitätsmanagement beim Anbieter...................64
Tabelle 2: Checkliste Systementwicklung..65
Tabelle 5: Checkliste Unternehmensstruktur..66
Tabelle 6: Checkliste Standardarbeitsanweisungen (SOPs) 66
Tabelle 2: Checkliste Systementwicklung – Testverfahren 67

E   Bücher der Carl Zeiss Metrology Academy

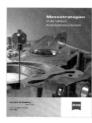

Robert Roithmeier (Hrsg.)

Messstrategien in der taktilen Koordinatenmesstechnik

ISBN 978-3-0001843-9-0

Es gibt heute kaum ein Werkstück, dessen Gestaltparameter mit Koordinatenmessgeräten nicht messbar sind. Die universelle Einsetzbarkeit der Geräte ermöglicht ein weites Einsatzgebiet dieser Technik, erhöht jedoch dadurch zwangsläufig die Komplexität der Handhabung.

Der große Umfang der gerätespezifischen Bedienungssoftware auf der einen Seite und die vielfältigen theoretischen Überlegungen für ein zielgerichtetes Bearbeiten von Messaufgaben auf der anderen Seite führen dazu, dass Messergebnisse, die mit demselben Koordinatenmessgerät an demselben Werkstück unter vergleichbaren Umgebungsbedingungen bestimmt wurden, deutlich voneinander abweichen können.

Um die Vergleichbarkeit von Messergebnissen zu erhöhen, ist es daher – neben einer fundierten AUKOM-Ausbildung – notwendig, den Bedienern der Koordinatenmessgeräte Vorgehensweisen zur Verfügung zu stellen, mit denen sie Messungen planen, durchführen und auswerten können.

Robert Roithmeier
Produktiv Messen – Funktions- und fertigungsorientierte Koordinatenmesstechnik
ISBN 978-3-9811422-5-9

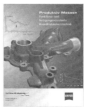

Erst wenn man in der Koordinaten- und Oberflächenmesstechnik weiß, was man auswerten will, kann man entscheiden, welche Messpunkte man erfassen muss und welche Sensorik dafür geeignet ist. Ist die Funktion zu prüfen oder die Fertigung zu kontrollieren? Ist das Teil erstmalig detailliert zu erfassen oder reicht eine vergleichende Kennwertbildung aus wenigen Messinformationen zur Fertigungssteuerung? Wie sind die Auswertungen zu gestalten, dass auf ihrer Basis Entscheidungen getroffen werden können?

Deshalb beschäftigt sich dieses Buch insbesondere mit Werkzeugen zum funktions- und fertigungsorientierten Auswerten von Koordinatenmessungen. Denn Messzeit ist teuer und das zu genaue und zu ausführliche Erfassen von Messpunkten unwirtschaftlich. Produktiv messen hingegen bedeutet, zielgerichtet und ausreichend genau nur das zu erfassen, was für eine entscheidungsfähige funktions- oder fertigungsorientierte Auswertung notwendig ist. Die Themen dieses Buches werden mithilfe vieler Beispiele und Grafiken anschaulich und praxisnah erklärt.

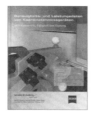

Dietrich Imkamp, Christoph Discher, Robert Disser,
Josef Wanner, Robert Roithmeier
Genauigkeits- und Leistungsdaten von Koordinatenmessgeräten – MPE-Kennwerte, Fähigkeit und Eignung
ISBN 978-3-9811422-7-3

In Unterschied zu vielen Prüfmitteln in der Fertigungsmesstechnik, die sich nur für eine oder eine bestimmte Gruppe von Messaufgaben eignen (z. B. Messschieber für Längenmessungen), können Koordinatenmessgeräte für eine große Bandbreite von Messaufgaben verwendet werden. Die Frage nach der Genauigkeit eines Koordinatenmessgerätes oder vielmehr nach der Eignung für eine bestimmte Messaufgabe wird daher auf sehr unterschiedliche Art und Weise beantwortet. Unter dem Motto „Es geht auch einfach" werden hier die verschiedenen Antworten kurz beschrieben und ihre Anwendungsbereiche dargestellt. Ziel ist es dabei zu zeigen, welches Vorgehen bei der Auswahl eines Koordinatenmessgerätes für die Lösung einer Messaufgabe zweckmäßigerweise angewendet werden kann. Gemäß der Normen und Richtlinien werden Grenzwerte für die Abweichungen, die bei den Messungen zulässig sind, spezifiziert. Bei Geräten, auf denen viele unterschiedliche Messungen an kleinen Losen oder an Einzelteilen durchgeführt werden, sind die gemäß einer Norm oder Richtlinie spezifizierten Grenzwerte für die Messabweichungen ein wichtiges Auswahlkriterium. Sie sollten deutlich kleiner als die zu messenden Toleranzen sein. Wenn Koordinatenmessgeräte jedoch für die Serienmessung von gleichen oder ähnlichen Teilen eingesetzt werden, lohnt sich eine messaufgabenspezifische Betrachtung der Genauigkeit des Messgerätes in Form einer Fähigkeits- oder Eignungsuntersuchung.